尚毅名中医工作室诊治验案

朱东华　罗京艺　尚　毅　主编

云南出版集团

云南科技出版社

·昆明·

图书在版编目（CIP）数据

尚毅名中医工作室诊治验案 / 朱东华，罗京艺，尚
毅主编. -- 昆明：云南科技出版社，2023
　　ISBN 978-7-5587-5155-4

Ⅰ. ①尚… Ⅱ. ①朱… ②罗… ③尚… Ⅲ. ①医案一
汇编一中国一现代 Ⅳ. ①R249.7

中国国家版本馆CIP数据核字(2023)第160304号

尚毅名中医工作室诊治验案
SHAN YI MING ZHONGYI GONGZUOSHI ZHENZHI YAN'AN

朱东华　罗京艺　尚　毅　主编

出 版 人：温　翔
策　　划：李　非
责任编辑：杨志能　刘浩君
封面设计：嘉文化
责任校对：秦永红
责任印制：蒋丽芬

书　　号：ISBN 978-7-5587-5155-4
印　　刷：云南金伦云印实业股份有限公司
开　　本：787mm×1092mm　1/16
印　　张：8.875
字　　数：232千字
版　　次：2023 年 8 月第 1 版
印　　次：2023 年 8 月第 1 次印刷
定　　价：68.00 元

出版发行：云南出版集团　云南科技出版社
地　　址：昆明市环城西路 609 号
电　　话：0871-64101969

出版说明

2018 年，聊城市卫健委批准成立尚毅名中医工作室，要求整理跟师记录、病案记录、查房记录。工作室整理出 200 多个医案、20 多个常用方剂和治疗方法，搜集整理诊疗过程中的照片和视频，并总结出尚毅主任医师的学术思想。

本书是在以上资料的基础上精简编写而成。本书基本架构包括工作室人员介绍、方剂方法介绍、精选病例介绍、学术思想总结和部分照片等。

尚毅，主任医师，1982 年在山东中医药大学（原名山东中医学院）中医系学习，1987 年毕业后一直在聊城市第二人民医院中医科、肛肠科从事临床工作，积累了丰富的、独特的工作经验。

编　者
2023 年 1 月

序言一

肛肠病，俗称"痔瘘"，盖以痔疮、肛漏居多而命名，现归属中医外科学的一个独立学科。看全国肛肠学科，大体可分为肛肠外科和中医肛肠科，肛肠外科多以肿瘤为主病，而中医肛肠科的优势在于肛门部良性疾病。一般而言，中医肛肠科多数规模较小，疾病谱较窄，技术相对简单，又病在隐处，常为人所不齿。所以多数医者不愿从事这个专业的工作，导致长期以来肛肠人才匮乏，严重影响学科发展。但是也有斋心仁术者，急病人所急，心系患者疾苦，甘心此术，不为名利所困，尚毅主任就是其中之一。35年来，其所治甚众，效如桴鼓，名震齐鲁冀豫，真正是小科室、大作为、治微疾、名医家。

尚毅主任早我一年就读于山东中医学院，求学时，他曾在生活上、学习上给予我很多帮助。今拜读尚毅主任及传承人完成的《尚毅名中医工作室诊治验案》书稿，深感欣喜，获益匪浅。尚毅主任团队所在的聊城市第二人民医院肛肠科，在冀鲁豫交界处享负盛名，许多患者慕名而来，因此积累了丰富的临床经验。在服务患者，为患者解除病痛的同时，他们不断总结临床经验。尤其是对肛肠科的各种疾病，他们有较为独到的见解，书中内容包括痔、肛瘘、肛周脓肿、肛裂等，不仅有关于手术治疗的各类方法，而且还有对症的中药验方；对于一些常见的内科疾病，亦提出了自己的经验和方法。

深为尚毅主任及其工作室传承人的辛勤劳动和奉献精神所感动，愿尚毅主任学术思想和临床经验永得传承。付梓之时，聊表寸意。

管忠安于山东省中医院

2023年3月13日

序言二

读毕《尚毅名中医工作室诊治验案》，感慨万千，看着逐渐壮大的中医科、中医肛肠科，心情无比激动，其中尚毅主任所付出的艰辛和汗水，难以言表。

我从 1976 年在聊城市第二人民医院中医科工作至今，在这期间我见证了尚毅主任工作、学习，不断取得优异成绩的全过程。尚毅主任，出身于书香门第，1987 年于山东中医药大学毕业后来我们医院工作的。学习成绩优秀的他，进入科室后"博极医源，精勤不倦"，彰显了他深厚的业务功底和极强的工作能力。不久经科室工作人员举荐，医院领导慧眼识人，他成为我院最年轻的科主任。

尚毅主任通过认真的工作和实践，积累了丰富的临床经验，对中医中药治疗的常见病、多发病及一些疑难杂症，都有独到的见解，给冀、鲁、豫及周边人民带来了福音。同时，他还具有不断的开创精神。在日常工作中，他接诊到不少肛肠病患者，由于部位隐私，患者羞于启齿，从而延误了疾病治疗的最佳时期。他看在眼里，急在心里。为了满足广大肛肠疾病患者的需要，也为了更好地发展科室，他于 1996 年到山东省中医院，进修肛肠疾病的诊断与治疗技术。学成后，他成功地把这项技术引入我们医院，并成立了中医肛肠科，填补了我院中医肛肠科的空白。在此基础上，他大胆地开展了中医肛肠的外科手术治疗，取得了很好的疗效。

尚毅主任带领我们科室成员不断钻研新技术、开展新业务，许多疑难杂症得到了很好的解决。他不断总结经验，先后发表了国家级、省级论文 20 余篇，5 项科研成果，6 部专著，同时也要求我们不断学习，提高业务水平和能力。他以身作则，起模范带头作用，把自己的所学和临床经验毫无保留地传授给下一代，是继承与发扬、传统与现代、理论与实践结合的典范。他对患者和蔼可亲，事事处处为患者着想，急患者所急。尚毅主任是一个让患者满意和放心的好医生，先后多次获得省、市多种荣誉称号，是我们大家心中的楷模。

2018年，聊城市卫健委批准成立了尚毅名中医工作室，要求他带领工作室的同仁一道，应用中医药理论开展工作，结合临床实践，总结整理经验，汇编成《尚毅名中医工作室诊疗验案》一书。工作室的青年医师团结一致，努力工作，圆满完成各项工作。

今后我们将在尚毅主任的引领下，读经典、多临床，不断精进，为中医事业的发展贡献自己的一分力量。

巩树研于聊城市第二人民医院

2023 年 3 月 23 日

/ 目录 /

● ● ●

第一章

工作室主要成员

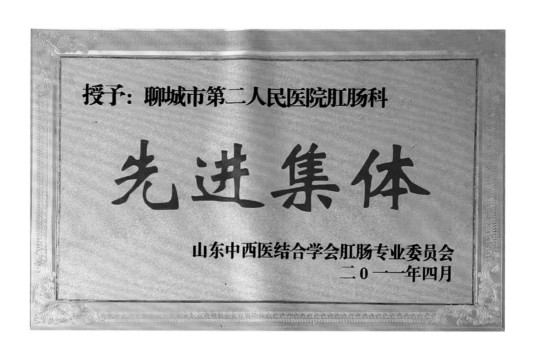

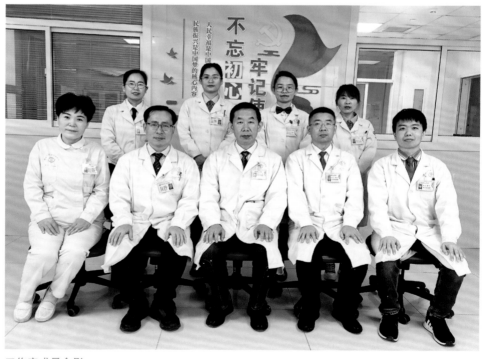

工作室成员合影

一、尚毅简介

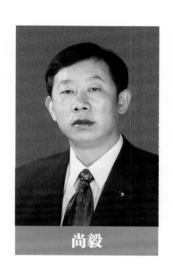

尚毅

　　尚毅，男，聊城市第二人民医院中医科主任，聊城市第二人民医院中医药预防保健中心主任，聊城市中医肛肠学会第一副主任委员，山东省医师协会肛肠分会副主任委员，山东省民间中医药促进会副主任委员，山东省中西医结合学会肛肠分会常务委员，中华中医药学会肛肠分会委员。

　　1987年毕业于山东中医药大学中医系，毕业后一直在聊城市第二人民医院中医肛肠科工作。30余年来，在肛肠科疾病和中医内科疾病的诊治上积累了丰富的经验。

　　2013年被评为"山东省肛肠专业知名专家"，2013年被聊城市卫生局评为"聊城市名中医药专家"，2015年成为山东省中医药五级师承带教老师。发表论文20余篇，著作6部，科研成果5项，2010年获聊城市科技进步一等奖。

（一）黄河岸边读本草，泰山脚下研岐黄

老师出身于书香门第，从小就受到家庭文化的熏陶，耳濡目染家庭里浓厚的学习氛围。特别是其叔祖父，书法算术、诗词歌赋都达到了相当高的水平。老师年幼时，每年最快乐的时光就是寒暑假在家听故事、猜谜语、写春联，爷孙一起参与，其乐融融。叔祖父有不少藏书，传统文化、历史故事、名人传记类应有尽有，特别是其中还有不少中医典籍。看着书上的各种花花草草，能治各种疾病，老师感到特别神奇。也许从那时起，老师便与祖国的中医药学有了不解之缘。1982 年，老师考上了大学，填报志愿时，一家人围坐在一起，很快就商定，没费多少周折，没有太多的分歧，学中医是老师一家人的共同心愿。

1982 年秋天，老师踏进了山东中医学院的大门，他充满了对中医药学这座神圣殿堂的崇拜和向往，开始了孜孜不倦的学习。入学时其叔祖父赠诗一首："负笈泰山下，读书黄河边；莘莘学子意，以期至圣贤。"期末考试，老师中医基础 96 分、中药 98 分，轻松一考，年级第一，是标准学霸。

老师在大学期间不仅是学霸，还是运动健将，跑步、爬山、打乒乓、练武术，运动是老师的最大的业余爱好。1985 年，全国中医学院要举办首届传统体育保健运动会，老师被学院武术队选中，成为学院武术队的队员，接受专业武术教练的指导。放暑假了，其他学生都回家了，学院武术队在校园里集训，每天除了吃饭、睡觉就是超强度的训练。老师训练是最刻苦的，功夫不负有心人，老师获得了单刀进枪个人和集体太极剑两块金牌。

（二）下十倍气力做事，为一方百姓造福

1987 年夏天，老师以优异的成绩从山东中医学院中医系毕业，被分配到聊城市第二人民医院中医科工作，如愿以偿地回到了自己的家乡。老师的梦想就是用自己所学的知识报答家乡父老的养育之恩。

聊城市第二人民医院有着悠久而辉煌的历史，最早由美国传教士瓦格纳于1886年创华美施医所，到抗日战争时期，成为八路军冀南军区战地医院，中华人民共和国成立后发展成为河北省第二人民医院。

聊城市第二人民医院中医科成立于1946年，几十年来名医辈出，为医院的发展做出了重要的贡献。来到这么好的医院、这么好的科室，老师一心想着要向前辈学习、向前辈致敬。但在20世纪80年代，我们的国家刚从"十年浩劫"中走来，正处于改革开放的初期，医院也处于拨乱反正、百废待兴的时期。这一时期，医院在张泽春院长的带领下重建制度、精打细算、省吃俭用、改善设施、发展学科、引进人才，使医院走上了健康发展之路。我们建起了当时最好的住院楼——甲戌医厦，我们发出了这样的呐喊："下十倍气力做事，为一方百姓造福。"

（三）明知征途有艰险，越是艰险越向前

工作几年后，老师发现，中医科十几名医生都是中医内科医生，大家都会诊脉抓药，但面对患者的更多需求时，又感到束手无策。如何破局？老医生、老前辈已经工作多年，再去改变，不大可能。这时老师就想："我在科室是年轻人，是党员，我应该去找寻新的出路，去干大家不愿干的事情。明知征途有艰险，越是艰险越向前嘛！"于是在1995年下半年，老师去山东省中医院肛肠科进修学习中医肛肠专业，于1996年回到医院开始创建肛肠科。这一举动得到了张泽春院长的大力支持，他从拮据的办公经费中拨出2000元，用于肛肠科器械和设备的购置。从此，医院才有了真正意义上的肛肠科。经过20多年的发展，肛肠科成为人员结构合理、技术力量雄厚、设施设备先进的专业团队。

（四）中西合参察病机，内外同治克顽疾

老师在学校读书期间，喜欢一个人静下来读书，也喜欢参加多人参与的体育运动。参加工作后，他仍然保持这样的习惯，并且在诊疗疾病

的过程中，善于中西合参、内外兼治，不拘一法。他崇拜走中西结合道路的近代中医大家张锡纯，认为诊疗疾病只有把中西医理都弄清楚、把中西药物都搞明白，诊疗疾病时才能得心应手、效如桴鼓，少走弯路。

比如诊疗浅表软组织感染，对应的中医病名多为"疮痈疔毒"。西医多认为是某种细菌感染所致，中医辨证多属"热毒炽盛"。西医治疗多用抗生素抗菌消炎，中医多用清热解毒、软坚散结之品。所以老师就创制了硝黄洗剂用于外敷患处，加静脉点滴抗生素，中西同治，内外夹攻，疗效很好。（详见《四川中医》1998.10，《硝黄洗剂治疗急性淋巴结炎临床观察》）

又比如治疗慢性支气管炎、心功能不全，老师认为，从中医辨证角度讲慢支缓解期多为痰湿阻肺，当治以化湿祛痰，可用三子养亲汤加减；当慢支合并感染时则为寒邪入里化热、痰热互结、寒热夹杂，当治以寒热平调、温清并用，方用麻黄升麻汤加减；当慢支发展到后期，出现下肢浮肿不能平卧、口唇发绀等症状时，辨证则为水气凌心、痰湿壅盛、气虚血瘀，此时遣方用药应全面考虑，扶正祛邪，标本兼治，具体治则为强心利水、化痰平喘、活血化瘀，方剂可选用五加人参汤（自创）。从西医角度讲，慢支缓解期患者体质虚弱，应增强患者免疫力，防止合并感染；当慢支合并感染时，患者咳痰增多或痰液黄稠，此时应抗菌消炎、止咳化痰；当疾病后期，患者出现夜不能卧、口唇发绀、杵状指等症状和体征时，则应强心利尿、扩血管、止咳化痰。只有将中医的理论和西医的理论同时理解通透，然后再遣方用药，才能取得较好的疗效。

（五）多彩生活当歌颂，志存高远大道行

老师治学严谨，工作认真，锻炼刻苦，为人内敛。但性格随和，与人为善。老师认为生活是美好的，是多姿多彩的，既要努力工作，也要会享受生活。老师享受生活的方式之一是歌以记之。

我们科护士长的儿子考上了飞行学院，老师贺诗一首："雄姿英发少年郎，九天揽月是梦想。千锤百炼倚天剑，白云蓝天任翱翔。"

老师同时认为生活是严峻的，要志存高远，要走光明大道。在劝诫我们时，老师也喜欢写一些打油小诗，其一："人生好似驾车行，心明眼亮神清醒。违规违章无小事，害人害己毁前程。"其二："为人处世宜中庸，时时反思常修正。旁门左道莫顾盼，志存高远大道行。"其三："万千翠竹竞生存，虚心高节入青云。扎根泥土久蓄力，拔地而起在一春。"

2022 年，临清市工会组织临清的一线职工去疗休，他就把几天的感受和见闻记录下来："新冠病毒，肆虐全球。中流砥柱，党员先锋。党的关怀，遍撒基层。工人农民，教师医生。人民法官，公安干警。一线员工，翘楚精英。蒙山沂水，人杰地灵。红色基因，代代传承。小车支前，百万之众。水乳交融，生死与共。查体疗休，汤泉智圣。饕餮盛宴，美酒香茗。鼓瑟吹笙，享我宾朋。红歌高唱，跟党前行。青山隐隐，细雨濛濛。最美乡村，竹泉仙境。凤凰涅槃，浴火重生。红石山寨，多少英雄。日照赶海，挖沙找虫。红旗列列，百鸟鸣鸣。劈风斩浪，冲浪游泳。匆匆五天，已成背景。感人瞬间，化为剪影。队友受伤，群里发声。四名专家，立刻现形。送医送药，以解伤痛。景色很美，但有蚊虫。优雅海林，拿出玉瓶。联欢会上，玉振金声。老艺术家，炉火纯青。感谢牛总，晓君婷婷。殚精竭虑，劳神费功。握手告别，老友新朋。各自岗位，再立新功。斗转星移，他日相逢！"

老师有时感慨一生一事无成，我们就安慰他说您创建了肛肠科呀！他总是说"你们是我最大的欣慰，和你们在一起最高兴"。于是兴起，仿东坡填词一首："老夫聊发少年狂，快起床，掌灯光。龙井一杯，千古好文章。为报全科随老朽，莫辜负，好时光。书茶弥散满室香，鬓微霜，又何妨。挥毫泼墨书写新岐黄。带领儿孙上龙楼，西北望，告爷娘。"（老师的叔祖父生前爱说的一句话"学它个以身作则，带领孙儿登上龙楼"。老师叔祖父的墓地在老师家的西北方向上，老师想念老人时便会仁立在楼上，远远望着西北）

（六）大医精诚德为先，患者疾苦系心间

老师说要成为一名好医生，要努力学习业务知识，要多实践，理论联系实际才能掌握真正的技术；然而，更重要的是要有良好的医德，这是方向问题，是灵魂问题，是最大的问题。

只有心系患者疾苦，才能有源源不断的学习动力，才能敢于承担、乐于奉献，才能不为利益驱使，为患者选择最好的治疗方案。我们医院虽然是三级甲等，但在老师的带领下，我们科室的收费比二级医院还低。老师的理念是，首先要给患者把病治好，在这个前提下尽量减少患者的费用支出，尽量减少国家的费用支出。老师的这种做法让很多人不理解，但国家医保实行 DRG 付费后，我们肛肠科的医保支付率全院最高。

作为学科带头人，几十年来，老师的手机每天 24 小时开机，无论是我们科室内还是周边兄弟单位，每当有疑难危重患者，都会在第一时间通知老师。无论白天黑夜，无论值班休班，无论雨雪寒暑，老师都会在最短的时间内赶到现场，参加救治。

（七）默默地做着贡献，静静地放着光芒

老师处事低调内敛，办事认真。1996 年进修回来后，肛肠科检查换药的凳子都是老师在省中医进修时认真量好尺寸，画好图纸，让木匠师傅按照图纸和尺寸做出的成品，和省中医院的完全一样。老师说学习也要像做凳子一样，先完全模仿，待有心得体会后再图改进。回来后，老师的工作在原来诊脉处方的基础上增加了手术和换药等内容，再加上手写病历，工作非常繁忙。但老师都亲力亲为，认真地、默默地工作着，一干就是几十年。现在他已成为我们区域肛肠界的领军人物，周边县市的医院有困难，都请他去参与会诊。

2009 年，老师改进了 PPH 手术中的缝扎器，使缝扎器在手术操作当中使用更方便、更精准。老师的改进和创造获得了国家发明专利，他用自己改进后的缝扎器治疗环形脱出性混合痔并进行了临床研究观察，

在 2009 年获得聊城市科技进步一等奖。这在我院历史上，是第一次获得聊城市科技进步一等奖。

科研成果：

［1］《中国肛肠病杂志》1998 年 9 月侧方内括约肌挑切术治疗肛裂 50 例

［2］《四川中医》1998 年 10 月硝黄洗剂治疗急性淋巴结炎临床观察

［3］《中国肛肠病杂志》1999 年 11 月提高骶管麻醉质量的体会

［4］《中国肛肠病杂志》2001 年 1 月直肠前突的分度治疗

［5］《中国肛肠病杂志》2001 年 7 月菊黄灌肠液治疗溃疡性结肠炎临床观察

［6］《山东医药》2005 年 2 月太宁乳剂治疗溃疡性结肠炎 50 例疗效观察

［7］《中国肛肠病杂志》2008 年 3 月克泽普用于肛肠病术后镇痛效果观察

［8］《山东医药》2008 年 6 月挂线疗法治疗高位肛瘘的量化研究

［9］《中国肛肠病杂志》2009 年 3 月肛门缝扎器在混合痔黏膜环切吻合术中的应用

［10］《贵阳中医学院学报》2010 年 6 月中西医结合治疗心肌梗死后心室重构的临床观察

［11］《山东医药》2010 年 10 月可调式肛镜缝扎器在痔上黏膜环切吻合术中的应用效果观察

［12］《助便器加益气润肠液治疗直肠前突致便秘的临床研究》2004 年 8 月获聊城市科技进步三等奖

［13］《数字胃肠机动态采集仿真直肠排粪造影对功能性出口障碍的研究》2010 年 8 月获泰山医学院科学技术进步奖三等奖

［14］《一种肛镜缝扎器在混合痔黏膜环切吻合术中的应用》2010 年 11 月获聊城市科技进步一等奖

〔15〕《肛愈宁软膏对肛周脓肿术后模型创面 TGF-β1 及 smad7 表达的影响》2013 年 10 月获聊城市科技进步奖三等奖

〔16〕《一种肛镜缝扎器》实用新型专利 2008 年 1 月

〔17〕《兜肚式小儿脐疝带及其制造方法》实用新型专利 2010 年 2 月

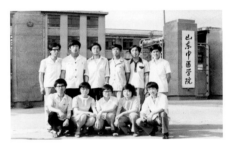
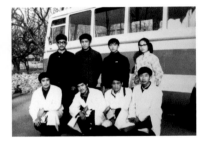
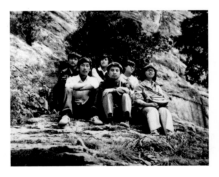
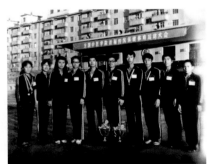

二、朱东华简介

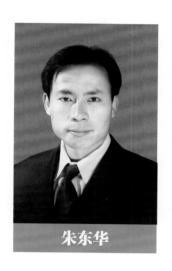

朱东华

　　朱东华，男，山东临清人，副主任医师。1998年就读于山东中医药大学中医专业，2003年就职于聊城市第二人民医院肛肠科，从事临床一线工作近20年，具有丰富的临床经验和扎实的理论基础，对于肛肠科各种多发病、疑难病具有丰富的临床阅历。2012年，朱东华到山东省中医院肛肠科进修，跟随山东省肛肠专业知名专家管仲安教授学习，学习先进的专业技术和理论知识，并将这些技术知识融会贯通，应用到临床工作中。于2015被确定为山东省第三批五级中医药师承继承人，师从尚毅主任学习，跟随尚毅主任从各个方面学习中医方面的知识，很好地继承了尚毅主任独到的中医理论和辨证思维，仔细研究他的验方成方，以及高超的手术技术，得到了极大的丰富和提高。经过尚毅主任的谆谆教导，加上自己不断的实践和努力，于2019年结业考核合格，准予出师。

科研成果：

〔1〕《结直肠肛门外科》2016 年 12 月《混合痔术后创面愈合肛愈宁软膏治疗的临床效果观察》

〔2〕《中国医院药学杂志》2017 年 11 月《肠易激综合征疏肝健脾安肠汤联合蒙脱石散治疗效果观察》

〔3〕《结直肠肛门外科》2020 年 7 月《中西医结合治疗难治性结肠溃疡的临床疗效分析》

〔4〕《肛愈宁软膏对肛周脓肿术后模型创面 TGF-β1 及 Smad7 表达的影响》2016 年 6 月获聊城市科技进步奖二等奖

三、罗京艺简介

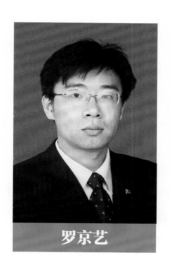

罗京艺

罗京艺，男，山东临清人，1981 年 10 月出生。2004 年毕业于山东中医药大学，2007 年毕业于华北煤炭医学院，同年 7 月，通过尚毅主任面试，被安排在聊城市第二人民医院中医肛肠科跟随尚毅主任从事临床诊疗工作。在工作中难免会遇到一些棘手的问题，但总能在尚毅主任的帮助下轻松解决，对主任的崇敬和感激之情油然而生。

随着党中央对中医药重视度的不断提高，2015 年在山东省第三批五级中医药师承拜师大会上，正式拜尚毅主任为师，成为尚毅老师的学术继承人。此后得到了老师更多的教诲和关怀，在工作和生活中，老师尽量倾其所有给予教导和帮助。

老师的人格魅力和技术水平得到了社会的广泛认可和赞扬，来科室进修学习的医生络绎不绝，当需要主任紧急援助时，老师总能第一时间赶到并顺利解决问题。其实拜师只是一种形式，自工作以来尚毅主任一直是我心目中的老师。

科研成果：

[1]《西部医学》2010年5月《PPH加外痔剥离术治疗Ⅲ、Ⅳ度脱垂痔的临床观察》

[2]《结直肠肛门外科》2011年2月《肛愈宁软膏促进肛周脓肿术后模型创面愈合的实验研究》

[3]《中国中医药咨讯》2011年7月《中药外用对开放感染性创面促愈机理的研究现状》

[4]《中华胃肠外科杂志》2011年12月《肛愈宁软膏对肛周脓肿术后模型创面TGF-β1及Smad7表达的影响》

[5]《世界中西医结合杂志》2015年10月《肛愈宁软膏对肛门病术后模型创面Ⅰ型和Ⅲ型胶原表达的影响》

[6]《中华结直肠疾病电子杂志》2016年6月《肛门病不同术式对肛门控便能力的影响》

[7]《结直肠肛门外科》2018年2月《白兔模型中肛门病术后创面边缘形态对愈合速度的影响研究》

[8]《结直肠肛门外科》2018年2月《健脾祛湿、凉血止血方对溃疡性结肠炎模型大鼠远期疗效的影响》

四、徐广志简介

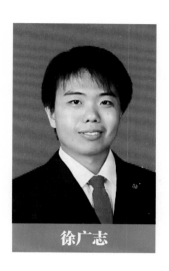

徐广志

徐广志，男，医学硕士，中共党员，主治医师。2010年毕业于华北煤炭医学院。就职于聊城市第二人民医院中医肛肠科。临床工作十余载，积累了丰富的经验，擅长治疗肛肠科各种常见疾病，并熟练掌握了混合痔、肛裂、肛周脓肿、肛瘘、直肠息肉、肛乳头肥大等疾病的手术操作。

作为一名医务工作者，时刻谨记自己的职责，坚守自己的岗位，努力提高自己的业务水平，用先进的理念服务每一位患者，多次获得"年度先进工作者""年度优秀工作者""优秀共产党员"等荣誉称号。

五、马春花简介

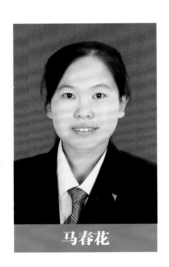

马春花

马春花，女，2012年毕业于上海中医药大学，硕士学位。毕业后于聊城市第二人民医院从事中医肛肠临床诊疗工作。擅长内痔、外痔、混合痔、肛裂、肛瘘、肛周脓肿、直肠黏膜脱垂、肛乳头瘤、便秘、肠炎等肛肠科常见疾病的诊断及治疗。对于肛门下坠、肛周瘙痒及肛肠科术后常见并发症的治疗有一定的认识及心得。

2018年加入尚毅名中医工作室，跟随尚毅老师进一步学习中医传统文化及肛肠疾病临床诊治。

六、荆淑娟简介

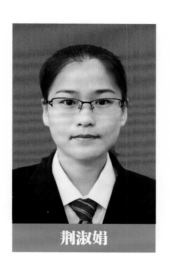

荆淑娟

　　荆淑娟，女，2012 年毕业于山东中医药大学中医学专业，后考入本校研究生学院中医外科学中医肛肠专业，师从千佛山医院肛肠科主任辛学知教授及山东省中医院肛肠科主任管仲安教授。2015 年硕士毕业后，于聊城市第二人民医院从事中医肛肠临床诊疗工作。擅长内痔、外痔、混合痔、肛裂、肛瘘、肛周脓肿、直肠黏膜脱垂、肛乳头瘤、便秘等肛肠科常见疾病的诊断及治疗。对于肛门下坠、疼痛、瘙痒及肛肠科术后各种常见并发症的治疗有一定的认识及心得，提倡微创、精细诊疗。

　　2018 年加入尚毅名中医工作室，跟随尚毅老师进一步学习中医传统文化及肛肠疾病临床诊治。

七、张玲云简介

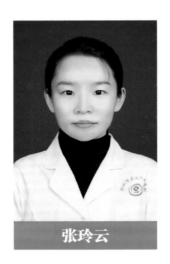

张玲云

　　张玲云，女，2012年毕业于南方医科大学中医学专业，后考入首都医科大学，师从国家级名老中医温振英及北京中医院儿科主任郑军教授。2015年硕士毕业后，于聊城市第二人民医院从事中医临床诊疗工作，运用中药内服、推拿、穴位贴敷、针灸等方法治疗内科杂病、外科皮肤及肛肠疾病、妇科及儿科疾病，积累了丰富的临床经验。

　　2018年加入尚毅名中医工作室，跟随尚毅老师进一步学习中医传统文化及临床诊治。

八、郑英简介

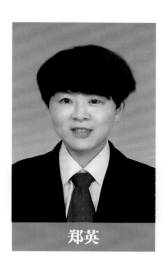

郑英

　　郑英，女，1983 年 5 月出生于山东省临清市，主治医师。2008 年 7 月毕业于辽宁中医药大学中医专业，后考取辽宁中医药大学针灸推拿专业研究生，获得硕士学位。毕业后就职于聊城市第二人民医院康复科至今。主要从事针灸推拿工作，具有丰富的中医临床治疗经验和康复治疗经验。积极开展了普通针刺、眼针、腹针、火针、浮针、艾灸等中医项目，疗效获得肯定。2014 年 5 月前往齐鲁医院康复科进修。2018 年 8 月参加省立医院浮针临床小班培训，2021 年 6 月参加浮针北京巡讲班。完成聊城市科技局科研项目 2 项，发表中国科技核心论文 3 篇，参与省级课题 3 项。现为山东省康复医学会青年委员会委员、山东省医师协会老年慢病防治专业委员会委员、山东中西医结合学会第一届健康服务与管理专业委员会委员。

九、彭书芹简介

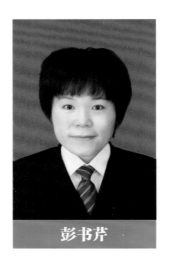

彭书芹

  彭书芹，女，1976年8月出生于山东省临清市，本科学历，学士学位，聊城市第二人民医院中医科护士长，副主任护师。1996年7月毕业于山东省临清市卫生学校护理专业，2006年通过自学考试获潍坊医学院护理本科学历，2008年获得学士学位。1996年7月毕业后，在聊城市第二人民医院工作至今，主要从事中医护理管理工作，具有丰富的临床护理经验和护理管理经验；陆续开展了耳穴压豆、穴位贴敷、中药封包、中药熏蒸、艾灸等中医护理项目，已在院内广泛应用。2004年获得聊城市医疗护理技术比赛优秀奖；同年获得临清市卫生系统技术操作竞赛二等奖；2005年获得临清市护理技术比武活动三等奖。2012年至山东中医药大学附属医院进修学习，2014年8月至浙江大学第一附属医院进修学习，2017年10月参加全国中医护理骨干理论、实操培训。多次被评为"聊城市直卫生系统先进工作者"。完成聊城市科技局科研项目2项；

获得国家实用新型专利 2 项；发表省级及以上论文 15 篇。现为山东省护理学会首届保健护理专业会委员，山东省护理学会首届慢病管理护理专业委员会委员，聊城市护理学会第一届康复护理专业委员会委员，聊城市护理学会第一届中医、中西医结合护理专业委员会委员兼秘书。

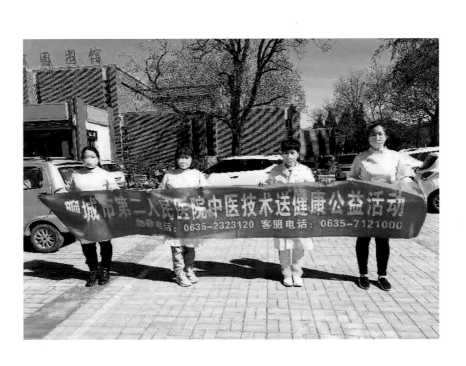

● ● ●

第二章

治疗方法与方剂

一、解表发汗法、麻黄退热汤

发热为临床常见症状。患者如果发热且无汗，多为外邪侵袭、肺气郁闭、郁而化热，此时可用开鬼门之法，发汗解表。中药中发汗之力最强的当属麻黄，根据患者体质，应用不同剂量的麻黄发汗解表退热，并根据患者合并症状配伍组方。

辨证：外邪侵袭、肺气郁闭

治则：宣肺解表、发汗退热

组方：麻黄 6 ~ 9g、石膏 50 ~ 100g、柴胡 18 ~ 24g、葛根 18 ~ 24g、杏仁 9 ~ 12g、炙甘草 9 ~ 12g

用法：水煎服，留取药液 600mL，分 2 次服用。另外患者可适量服用热稀粥以助发汗。中病则减半服用，确认患者不再发热，则停止服用。

方解：麻黄为方中主药，辛温，发汗解表；葛根解肌透表；石膏清退在里之热；柴胡疏散半表半里之热；杏仁、炙甘草清肺化痰止咳。

【按】现今社会，无论冬季、夏季都可出现寒邪侵袭、肺气郁闭之证。甚至夏季会更多出现，如患者长期待在空调环境下，皮肤直接接触冷空气或患者体温升高后的物理降温，冰块敷体，均可造成肺气郁闭，发热无汗。夏月也可大胆应用麻黄，能收到很好的疗效。

二、补气泻下法、人参承气汤

此方专为术后长期卧床的患者而设。患者术后耗伤元气，久卧耗气导致便秘，或不完全肠梗阻的情况非常常见。轻者出现便秘、腹胀、纳差、舌苔厚腻；重者大便数日不排，排气也困难，腹胀如鼓，腹痛难忍，腹部平片显示不完全肠梗阻。

辨证：元气亏虚、腑气不通

治则：益气增液、清热通便

组方：人参 6 ~ 12g、大黄 6 ~ 12g、芒硝 6 ~ 12g、枳实 6 ~ 12g、厚朴 6 ~ 12g

方解：此方为常规剂量，足以有效，必要时还可加倍使用。人参大补元气、保护身体，增加推动力；大黄泻热攻；芒硝软坚散结；枳实、厚朴行气通腑。

【按】患者术后身体虚弱，元气耗伤，生活环境和习惯发生改变，非常容易出现便秘，且容易被患者及家属忽略，甚至被经验不足的医护人员忽略。此方为外科会诊常用方，外科术后患者体质虚弱，加之卧床、限制饮食等常出现术后便秘、不完全肠梗阻，屡用屡效。

三、清热通淋法、车前石韦汤

热淋证在临床上非常常见，尤以女性多见。在有些地区，石淋也经常发生。患者轻者会出现尿频、尿急、尿液黄赤，多饮水，多休息，便可缓解症状；患者重者尿频、尿急、尿痛，甚至有血尿、腰痛、寒战等症状。此时化验血、尿常规会出现明显的炎症表现，这类患者也应该做必要的影像学检查，以明确诊断。

辨证：湿热下注

治则：清热利水、通淋（止血）

组方：车前草 30g、石韦 30g、茯苓 20g、猪苓 20g、金银花 30g、黄芩 20g、大黄 6g、通草 10g、萹蓄 20g、甘草 10g

方解：本方所治乃湿热下注所致。湿热蓄于膀胱，则水道不利、尿频涩痛、淋漓不畅，甚至癃闭不通。方中车前草、萹蓄、石韦、通草为清热通淋之品，清热利湿；金银花、黄芩、大黄清热解毒、泻热降火；茯苓、猪苓淡渗利水；甘草调和诸药。诸药合用，共奏清热泻火、利水通淋之效。

【按】中医之热淋、血淋、石淋常见于急性尿道炎、急性肾盂肾炎、尿路结石等疾患，也可见于导尿治疗以后。本方是在八正散的基础上加减而成。尚主任最爱用车前草、石韦，是两味主药，故以此命名本方。

四、清肺消食法、杏仁山楂汤

儿童常见病为呼吸、消化系统疾病，多因受凉、食积等因素导致患儿咳嗽、吐痰、咽痛、纳差、腹胀、口臭等。患儿生病时常常呼吸与消化互相影响，所以清肺法与消食法并用，可针对患儿咳嗽吐痰、食欲不振等症状处方用药。以杏仁山楂汤命名，意在提醒医者，要同时兼顾肺脾两脏病症。

辨证：外邪袭肺、脾失运化

治则：清热宣肺、消食化痰

组方：金银花 3 ~ 30g、杏仁 1 ~ 10g、陈皮 1 ~ 10g、莱菔子 2 ~ 20g、山楂 1 ~ 10g、甘草 1 ~ 10g

方解：方中金银花清热解毒；杏仁宣肺止咳；陈皮、莱菔子理气化痰、消食开胃；山楂消肉食积滞、开胃；甘草化痰止咳、调和诸药。

【按】本方为儿童而设，患儿年龄、体重差别较大。一般情况下，1 岁患儿使用方剂中的最小剂量，然后用患儿的年龄乘以最小剂量；10 岁以上患儿可以应用最大剂量。本方考虑患儿服药依从性，并未应用黄芩、浙贝母等性味苦寒之品，所以，多数患儿能够耐受，且疗效很好。

五、益气强心法、五加人参汤

本方为心衰患者而设。心衰患者，可根据其主要临床表现可以诊断为中医的胸痹、喘证、心悸等。中医辨证主要为气虚血瘀、水气凌心，还可以有阳虚水泛、痰浊阻肺等。患者主要表现为动则心悸、喘促、不能平卧、咳嗽、痰有泡沫，口唇紫暗，舌淡胖、有瘀斑，脉沉细数或脉结代等。

辨证：气虚血瘀、水气凌心

治则：益气活血、强心利水

组方：五加皮 6～12g、人参 6～12g、丹参 20～30g、桃仁 6～12g、茯苓 20～30g、猪苓 20～30g、泽兰 10～20g、甘草 6～10g

方解：方中五加皮、人参益气强心，为主药，故本方以此命名；丹参、桃仁活血化瘀；桃仁可止咳化痰；茯苓、猪苓、泽兰利水渗湿；甘草调和诸药、强心。合并其他病症，则酌情加减用药。

【按】心衰一般分为四级，一、二级心衰可用方中的小剂量，三、四级心衰可用方中的大剂量。慢支多年，病情迁延，可由单纯咳喘、咳痰逐渐发展到夜不能卧、下肢浮肿、口唇紫暗等。对于很多疾病，中西医的认识是可以相通的，如慢支、心衰。中医需要止咳、平喘、活血、利水，西医需要强心利尿扩血管、止咳平喘，两者基本吻合。

六、健脾祛湿法、党参茯苓汤

中医泄泻见于西医的急性肠炎、慢性肠炎、结肠炎、肠易激综合征等。患者表现为腹痛、腹泻、大便稀溏、带黏液或血液、大便次数增多，舌质淡胖、有齿痕，舌苔滑腻，脉弱。

辨证：脾虚湿盛，肾虚失固

治则：健脾化湿，固涩止泻

组方：党参 20g、黄芪 30g、茯苓 20g、薏苡仁 20g、芡实 20g、怀山药 20g

方解：方中党参、黄芪益气健脾、化湿止泻；茯苓、薏苡仁、怀山药渗湿健脾止泻；芡实补肾固涩止泻。

【按】患者长期腹泻，久病体虚，先是脾虚，可用此基本方；若是肾虚，可酌加补骨脂 10g；若患者大便带脓血，可加白芨 6g、仙鹤草 15g。此基本方治疗慢性腹泻炎症性肠病疗效很好，且其中大多药物可以充当食物，口感很好。随症加减：便脓血者，加白芨 10g；湿热明显或大便内白细胞增多者，加黄连 10g；发现阿米巴或者其他如克罗恩病等，加白头翁 15g。马春花主治医师在此方的基础上加减化裁，出"肠易安汤"治疗溃疡性结肠炎大鼠。观察大鼠中的表达因子，可以进一步验证方子的疗效，应给予支持。

七、泻浊利湿法、大黄茯苓汤

荨麻疹是一种临床上常见的疾病，俗称"风团""风疹块"（与"风疹"名称相似，但却非同一疾病）。荨麻疹是皮肤黏膜较为常见的过敏性疾病，主要是皮肤黏膜暂时性血管通透性增加而发生的局限性水肿，即风团。风团可以伴有明显的剧烈瘙痒和搔抓。此病的皮疹表现与人接触了植物荨麻所导致的皮肤损害相似，故称其为"荨麻疹"。荨麻疹的发生没有明显的种族及性别差异，各年龄阶段均可发生。

有些荨麻疹应用抗过敏药或免疫调节剂治疗，很长时间疗效不显，可应用中药治疗。

辨证：湿浊内蕴

治则：泻浊利湿，祛风清热止痒

组方：大黄 6g、茯苓 20g、刺蒺藜 30g、白鲜皮 15g、荆芥 15g、葛根 20g、丹皮 15g、赤芍 15g、泽兰 20g、甘草 10g

方解：本方所治之证，是因风毒之邪侵袭人体，与湿热相搏，内不能疏泄，外不能透达，郁于肌肤腠理之间而发。痒自风来，止痒必先疏风，病情迁延难愈为湿热互结，透达疏泄不力。故方中蒺藜、荆芥疏风止痒；白藓皮、葛根透表止痒；丹皮、赤芍清热凉血；大黄清热泻浊；茯苓、泽兰利湿泻浊；甘草调和诸药。诸药合用，有泻浊利湿、祛风清热止痒的作用。

【按】荨麻疹患者经久不愈，风团或红或白，多为风湿热邪互扰，采取泻浊利湿、祛风清热之法。本方可能使患者轻微腹泻，大便通畅，湿邪与热邪通过泻下之法排出体外，达到运化正常、营卫调和的作用。

八、滋阴清热法、慢性咽炎方

慢性咽炎指的是咽部黏膜、黏膜下及淋巴组织的慢性炎症。患者常有异物感、灼热感、干燥感、痒感等症状。其发病率比较高，多见于成年人，病程长、复发率高、症状顽固，不易治愈。

辨证：肺阴亏虚

治则：滋阴润肺、清热利咽

组方：金银花 50g、麦冬 50g、胖大海 50g、木蝴蝶 30g、薄荷 30g、甘草 50g

方解：麦冬滋补肺阴；金银花清热解毒；胖大海、木蝴蝶滋阴利咽；薄荷清热利咽；甘草调和诸药。

【按】慢性咽炎患者应清淡饮食，多饮开水，多吃水果和蔬菜，少吃性热、煎炸、辛辣等刺激性食物，戒烟戒酒。该病病情迁延，病程较长，症状较轻，故选用中药代茶饮。无糖尿病者可以加冰糖 100g，各取少许，代茶饮。

九、解郁安神法、柴胡枣仁汤

失眠是临床上常见的症状。患者长期失眠、入眠困难、多梦、易醒、睡眠质量不好、睡眠时间不够等，严重影响正常的日常生活。可见于工作压力大、更年期综合征、性格焦虑的人群。

辨证：肝气郁结、心肾不交

治则：疏肝解郁、交通心肾

组方：香附 10g、柴胡 10g、郁金 10g、合欢皮 20g、远志 10g、茯苓 20g、灵芝 10g、酸枣仁 30g、柏子仁 15g、龙骨 30g、生地黄 15g

方解：香附、柴胡、郁金疏肝理气解郁、调畅情志；合欢皮、远志益智安神；茯苓、灵芝健脾安神；酸枣仁、柏子仁、生地黄滋肾阴、安心神；龙骨重镇安神。

【按】中医认为失眠之症牵涉心、肝、脾、肾等各个脏腑，但是以肝气郁结、心肾不交最为常见。故此方从解郁补肾入手，配合养心安神方可奏效，龙骨可重镇安神，并可壮骨；生地黄补肾水、清心火，共助安神之效。

十、解郁通便法、香附麻仁汤

便秘是临床上比较常见的症状，肛肠科尤为多见。患者往往表现为排便次数减少、大便量少、大便干硬，甚至没有便意，并伴有情志抑郁，烦躁。中医认为患者多为阴虚津亏肠燥或者肝气郁结之证。

辨证：阴虚津亏、肝气郁结

治则：滋阴润燥、疏肝解郁

组方：香附 10g、柴胡 10g、郁金 10g、肉苁蓉 15g、当归 15g、火麻仁 15g、枳实 10g、厚朴 10g、芒硝 10g

方解：香附、柴胡、郁金疏肝解郁、调畅情志；肉苁蓉、当归、火麻仁滋阴养血、补肾通便；枳实、厚朴通腑理气；芒硝软坚散结。

【按】慢性便秘发病率高达40%～50%，严重影响患者的日常生活，甚至造成非常严重的后果，比如抑郁、心梗、心衰，甚至死亡，必须引起高度重视。

十一、补肾活血法、菖蒲益智汤

脑血管病引起的认知功能障碍主要是因为脑血管病以后缺血、缺氧的状态，导致患者脑细胞功能的减退或者丧失。中医认为气虚血瘀、心肾失养、痰蒙心窍是常见原因。

辨证：气虚血瘀、心肾失养、痰蒙心窍

治则：补气活血、滋补心肾、豁痰开窍

组方：人参10g、黄芪30g、生地黄15g、山萸肉10g、黄精10g、丹参20g、川芎15g、红花10g、当归15g、肉苁蓉15g、益智仁15g、石菖蒲15g、甘草10g

方解：人参、黄芪大补元气；生地黄、山萸肉、黄精、当归滋肾阴、养心血；丹参、川芎、红花活血化瘀；肉苁蓉温肾通便；益智仁、菖蒲豁痰开窍；甘草调和诸药。

【按】北方地区饮食以多盐、多脂、多糖为主，加之有些患者烟酒无度，容易造成脑血管病高发，脑血管病后患者出现认知功能障碍比较常见。为患者开中药汤剂时应全面考虑患者的身体状况和病情，才能取得较好的疗效。

十二、疏通乳络法、通行乳络汤

辨证：肝气不舒、乳络不通

治则：疏肝解郁、疏通乳络

组方：丝瓜络 10g、路路通 10g、王不留行 10g、蒲公英 15g、漏芦 10g、香附 10g

方解：丝瓜络、路路通、王不留行通络下乳；蒲公英、漏芦清热解毒，防止乳汁不通造成乳腺感染；香附疏肝解郁。

【按】产后缺乳即产妇哺乳期内乳汁甚少或全无，不能满足婴儿需要的一种病理状态。在我国，该病在城市妇女中发病率较高，并呈逐年上升趋势。究其原因，可能与产妇年龄偏大，剖宫产率升高，孕期疲劳过度、精神焦虑，分娩时出血过多，产后哺乳方法不当及有家族缺乳史有关。中医治疗时主要分为两型：第一，乳汁不通型；第二，化源不足型。本方适用于乳汁不通型。

十三、益气补元法、木瓜当归汤

辨证：气血两亏、化源不足

治则：补气养血、健脾和胃

组方：党参 20g、当归 15g、王不留行 10g、山楂 10g、陈皮 15g、莱菔子 15g、鸡内金 10g

方解：党参、当归益气补血；王不留行通络下乳；山楂、陈皮、莱菔子、鸡内金健脾消食，以增化源。

【按】母乳能有效提供婴儿身体及智力发育所必需的营养物质，提高婴儿免疫力，增进母婴间感情联系，减少产后出血，促进产后子宫复原，加速产后体形恢复，甚至能降低乳腺癌及卵巢癌的发病率等。目前，越来越多的人认识到了母乳喂养的重要性。乳汁的合成及分泌是一个复杂的神经内分泌调节过程。现代医学对本病的治疗尚缺乏有效且无毒副作用的药物，仅从产妇精神状态、哺乳方法、孕期及产后的护理等方面进行干预，收效甚微。尚毅主任医师认为，本病的发生多为气血虚弱、肝气郁结所致。分娩时出血，气随血脱致气血不足、乳汁生化无源；产后情绪紧张、抑郁，致肝气郁结、乳络不通，均导致产后缺乳。临床上以补气养血、疏肝通乳为治疗大法。

十四、十全大补法、参芪归苓膏

当今社会，由于生活节奏快、压力大、不良生活习惯，亚健康人群逐年增加，约有 50% ~ 70% 的人口处于亚健康状态。患者表现为疲劳失眠、食欲不振、情绪不稳、头晕乏力等。

尚主任认为既要加强宣传教育让人们养成良好的生活习惯，也可应用传统中医药调补身体，增强免疫力，恢复身体状况。

辨证：气血亏虚、阴阳失调

治则：益气养血、调和阴阳

组方：人参 100g、黄芪 200g、当归 150g、熟地黄 150g、黄精 100g、山萸肉 100g、桂枝 100g、阿胶 100g、鹿角胶 50g、茯苓 200g、怀山药 150g、陈皮 100g、山楂 100g、香附 50g、柴胡 50g、甘草 100g

方解：人参、黄芪大补元气，增强免疫力；当归、熟地黄、黄精、山萸肉、阿胶滋阴养血填精；桂枝、鹿角胶温补肾阳；茯苓、怀山药、陈皮、山楂健脾和胃；香附、柴胡调和情志；甘草调和诸药。

【按】亚健康人群若出现不适症状，可以随时服用膏方，因为现在制膏方法和保存技术较前明显提高，不必拘泥于冬季服用。

十五、养血润肠法、苁蓉养颜膏

辨证：气血两虚、津亏肠燥

治则：补益气血、润肠通便

组方：黄芪 200g、西洋参 100g、当归 200g、肉苁蓉 200g、火麻仁 200g、柏子仁 100g、炒枣仁 100g、香附 100g、厚朴 100g、枳实 100g、阿胶 100g、陈皮 100g、山楂 100g、甘草 100g、芒硝 50g

方解：方中黄芪、西洋参益气；当归、阿胶养血；肉苁蓉、火麻仁润肠通便；柏子仁、炒枣仁养心安神；香附疏肝解郁；厚朴、枳实理气通腹；芒硝软坚散结；山楂、陈皮消食和胃；甘草调和诸药。

【按】产后便秘，是指产妇产后大便数日不排或排便时干燥疼痛，难以解出，主要表现为排便次数少、排便困难、粪便干硬等。大约有 40% 的产妇在产后 1 个月内会发生便秘，长期的便秘容易引发肛裂、痔疮和肛乳头炎等疾病。产妇产后气血两亏，津亏肠燥导致便秘，轻者应注意饮食调节，重者可服用膏方治疗，当治以气血双补，润肠通便为法。产后气血亏虚，情志不畅，津亏肠燥，大便干结、排出困难非常常见，服用膏方可以补养气血，改善产妇体质，缓解便秘、肛门疼痛等症状，有益无害，既可预防也可治疗。

十六、温阳益气法、辛芪鼻炎膏

辨证：肺脾气虚、鼻窍失温

治则：补脾益肺、温阳固表

组方：人参 100g、黄芪 200g、乌梅 100g、细辛 50g、茯苓 200g、白术 100g、半夏 100g、山萸肉 100g、桂枝 100g、白芍 100g、五味子 150g、陈皮 100g、甘草 100g、鹿角胶 100g

方解：人参、黄芪补脾益肺；五味子、白芍、乌梅、山萸肉固表；细辛温通鼻窍；陈皮、白术、茯苓、半夏健脾化湿祛痰；鹿角胶、桂枝温补脾肾；甘草调和诸药。

制膏方法：一般情况下，熬膏用颗粒剂较方便，加黄酒500g，充分溶解后，加蜂蜜500g收膏，糖尿病患者用木糖醇。服用时，每日1勺（约10g），加少许开水冲服。一般患者入冬即可服用，服用整个冬季，症状有明显改善，体质明显增强。

【按】过敏性鼻炎是一种鼻黏膜非感染性炎性疾病，主要表现为阵发性喷嚏、清水样涕、鼻痒和鼻塞等症状，可用药物治疗控制症状，但是无法根治，通过规范化治疗，症状可以得到良好的控制。患者对冷空气比较敏感，近些年有些过敏性鼻炎患者在冬季去了海南岛等气温高的地方过冬之后，各种症状彻底缓解，所以尚主任认为该类患者多为气虚阳虚体质，当治以益气温阳为法。

十七、清热解毒法、口腔溃疡散

辨证：脾胃积热、心火内盛、阴血暗耗、虚火上炎

治则：清热解毒、滋阴泻火、收湿止痛

组方：青黛20g、硼砂15g、人工牛黄6g、寒水石30g、枯矾15g、滑石40g、炉甘石80g、珍珠母6g、玄参80g、冰片10g

方解：青黛、牛黄、硼砂清热解毒，凉血散肿；寒水石清热降火；枯矾、滑石清热燥湿；炉甘石、珍珠母收湿生肌；玄参清热、解毒、养阴；冰片清热止痛。

用法：将上药共研极细末后，混合装瓶密封备用，用时可将药粉均匀撒在溃疡面上，每日3次，用药至溃疡面完全愈合。

【按】本病多因饮食起居失调影响脏腑功能，或由于口腔黏膜损伤、复感邪毒等因素，使脾胃积热、心火内盛、阴血暗耗、虚火上炎。临床

上以清热解毒、滋阴泻火、收湿止痛为治疗大法，取得了良好的效果。将上述药物组合后，制备成散剂，长期应用，具有清热解毒、滋阴泻火、收湿止痛的功效，可以针对虚火、实火等各种证型。其在治疗复发性口腔溃疡方面取得了显著的效果，疗效稳定。

十八、燥湿止痒法、黄白外洗液

辨证：湿热互结、浸淫肌肤

治则：清热、燥湿、止痒

组方：黄柏、苦参、蛇床子、地肤子、白矾、花椒、荆芥各 20g

方解：黄柏、苦参清热燥湿；蛇床子、地肤子、白矾、花椒清热利湿止痒；荆芥祛风止痒。

用法：煎煮，留取药液 1000mL 熏洗。

【按】肛周湿疹是肛门周围的一种慢性复发性炎症性皮肤病，皮损形态多样，瘙痒剧烈，主要是以外用药为主，同时避免刺激因素。经过积极的治疗可以缓解症状，但是容易复发。夏暑季节，天气湿热，侵袭肌肤，或嗜食辛辣肥甘，湿热内蕴，致皮肤瘙痒，搔抓流液，迁延不愈。本方为治疗肛周湿疹、肛门瘙痒、肛肠术后坐浴而设，但只要是辨证为湿热互结、浸淫皮肤，各个部位的湿疹、湿疮都可应用。

十九、消肿止痛法、乌黄外洗液

辨证：气滞血瘀

治则：温通气血、消肿止痛

组方：川乌 10g、草乌 10g、大黄 30g、芒硝 30g、乳香 10g、没药

10g

　　用法：煎煮，留取药液 1000mL 熏洗。

　　方解：川乌、草乌温通气血止疼；大黄、芒硝解毒消肿；乳香、没药活血止痛。

　　【按】肛肠手术后肛缘水肿为局部症状，用药选择应以局部用药为主，直达病所。因是外用药物，上述药物中的毒性及气味难闻不足为患。术后水肿是肛肠手术后常见的并发症。患者可表现为肛缘皮肤出现水肿、充血、隆起、疼痛，治疗方式多为药物治疗和生活护理。

二十、凉血消肿法、硝黄湿敷液

　　辨证：热毒炽盛、气血壅滞

　　治则：清热解毒、凉血消肿

　　组方：芒硝、大黄各 50g

　　方解：大黄清热凉血解毒；芒硝软坚散结消肿。

　　用法：水 1000mL 煎大黄至存液 100mL，将芒硝纳入，纱布浸透，湿敷患处。

　　【按】急性淋巴结炎是一种感染性的疾病，多数继发于细菌感染。细菌感染随着淋巴管可以侵犯到淋巴结，引起急性淋巴结炎，主要表现为淋巴结局部的肿大、疼痛，明显的压痛，局部的皮肤表面还可以发红。除以上红、肿、热、痛的局部表现以外，也可以出现全身的症状，如发烧、肌肉酸痛等。急性淋巴结炎属于中医疮痈肿毒的范畴，多因热毒壅结、气血壅滞而成。热毒壅盛则红肿，气血壅塞不通则疼痛。中医之痈疮疔毒、丹毒等凡辨证为热毒炽盛之阳证者，均可应用本方外敷。本方煎煮后制成饱和溶液使局部形成高渗压差方能取得良好疗效，应予注意。

二十一、穴位注射法、腰突液体刀

　　腰椎间盘突出症属中医学腰腿痛范畴。其主要病机是由于慢性劳损、风寒湿邪侵袭或扭伤而致气血瘀滞，脉络受阻，血运不畅，"不通则痛"。现代医学则认为由于纤维环退行性变中内纤维的环型破裂，继而可能发生放射性撕裂，髓核可能从裂隙中突出或发生纤维环内撕裂和椎间盘被内吸导致椎间隙狭窄，局部充血、水肿、瘀血、炎症及粘连，神经根受压，脊柱侧弯，从而出现腰腿痛。

　　腰俞穴属督脉，其位在骶部正中线上，适对骶管裂孔，具有疏利关节、通经活络之功效。采用腰俞穴位注射具备了针刺、药物的双重功能。当针尖刺入穴位后，如同毫针针刺一样产生酸、麻、胀、痛的得气感觉，推注药物的时间相当于毫针的留针时间，同时配合药物的抗炎、消肿、解痉止痛、扩张血管、改善微循环、促进营养神经作用，迅速激发经气，疏经活血，并且可使针刺和药物的作用明显增强。因而，其可在短时间内显示明显的止痛效果。

　　肛肠科长期采用腰俞穴麻醉进行肛肠手术，所以能够做到定位准确，能够使药液精准地进入硬膜外腔隙。急性腰椎间盘突出导致局部水肿压迫神经根，神经根被压迫从而造成疼痛，反过来疼痛又加重局部水肿。腰俞穴注射疗法所用到的药物既能营养神经，又能缓解水肿，从而打破这种恶性循环。在众多保守疗法之中，尚主任认为这是最好的方法之一，尤其是对急性腰椎压迫所导致的疼痛，效果更好，见效更快。我科采用腰俞穴注射疗法治疗腰椎间盘突出几百例，总有效率达 95% 以上。

　　注射方法：患者取俯卧位，确定腰俞穴的位置（正当骶管裂孔中取穴）。然后进行常规皮肤消毒，无菌操作下用 5mL 注射器，针头直刺腰俞穴。当顿感阻力消失时，回吸无血和脑脊液，即固定针头，缓慢注入药物，保持体位俯卧 30 分钟即可。每 3 日注射 1 次，5 次为 1 个疗程。

二十二、浮针疏泄法、止痛如神针

浮针疗法概念：浮针疗法是用一次性的浮针等针具在局限性病痛的周围皮下浅筋膜进行扫散等针刺活动的针刺疗法，可以大面积持久地通筋活络，促进新陈代谢，激发人体自愈能力，使得人体可不药而愈，具有适应证广、疗效快捷确切、操作方便、经济安全、没有副作用等优点。其主要用于治疗筋脉不舒、血滞不通所导致的颈肩腰痛腿痛和一些内科、妇科杂病，尤其在伤科和疼痛科有着很好的应用优势。

浮针疗法适应证：关于其适应证，一般来说，只要是针灸的适应证，浮针疗法多能胜任。临床表明：中医内科的适应证浮针疗法常有很好的疗效。具体来说，大体如下：慢性头痛、颈椎病、肩周炎、网球肘、腱鞘炎、腕管综合征、腰椎间盘突出症、腰肌劳损、膝关节炎、踝关节陈旧性损伤、股骨头坏死、强直性脊柱炎、胆囊炎胆石症、慢性胃痛(慢性胃炎胃溃疡)、泌尿道结石、慢性附件炎、宫颈炎、痛经、顽固性面瘫等。

浮针疗法操作特点：浮针疗法与目前针灸临床常用的疗法比较，在操作方法上不同。其特点是针尖必须直对病灶，针体在水平运动，均匀柔和地扫散动作，留针时间长。

浮针疗法注意事项：①患者在过于饥饿、疲劳、精神紧张时，不宜立即针刺。②常有自发性出血或损伤后出血不止者，不宜针刺。③皮肤有感染、溃疡、疤痕或肿瘤的部位，不宜针刺。④浮针疗法留针时间长，相对传统针刺疗法而言，较易感染。浮针器具只能一次性使用，同时要注意消毒。特别是对容易感染的病人，如糖尿病病人，当加倍小心，谨防感染。⑤留针期间，应注意针口密封和针体固定，嘱患者避免剧烈活动和洗澡，以免汗液和水进入机体引起感染。⑥当肢体浮肿时，效果不佳，改用它法治疗。例如，系统性红斑狼疮、类风湿关节炎的治疗，因大量的激素导致水肿，在这种情况下，浮针疗法镇痛效果差。⑦对软组织伤痛，如果浮针疗法治疗后只有近期效果，病情反复发作，要考虑免疫系统疾病所致。⑧没有明确痛点的位置性疼痛(只有关节处于某一位置时，疼痛才显现出来），效果往往不佳。

耳穴是耳郭皮肤表面与人体脏腑、经络、组织器官、四肢百骸相互沟通的部位，耳郭上能反映机体生理功能和病理变化的部位统称为"耳穴"。《内经·灵枢》记载："耳者，宗脉之所聚也。"耳郭外联躯体外骸，内联脏腑，是治病和视诊的主要依据。1956 年，法国医师诺吉尔（P.Nogier）提出了形如胚胎倒影的耳穴图。

耳穴贴压是用硬而光的植物种子或药丸、磁珠等物在耳穴表面贴压，并用胶布固定于耳郭上的穴位或反应点，给予适度的揉、按、捏、压，使其产生热、麻、胀、痛等刺激感应，每天按压 3 ~ 5 次，每次 1 ~ 2 分钟，隔 3 天换 1 次，通过其疏通经络，调整脏腑气血功能，促进机体阴阳平衡，达到防治疾病、改善症状的一种操作方法，属于耳针技术范畴。

注意事项：①应注意防水，以免脱落，洗浴的时候尽量戴个耳套；夏季高温易出汗时，贴压耳穴不宜过多，时间不宜过长，以防胶布潮湿或皮肤感染。②如对脱敏胶布也过敏者，请慎用；耳郭皮肤有炎症或冻伤者不宜采用该方法。③对于过度饥饿、疲劳、精神高度紧张、年老体弱、孕妇等患者，按压宜轻；急性疼痛性病症宜重手法强刺激；习惯性流产者慎用该方法，以免流产。④如果有不明原因的疼痛，应及时解除贴压，以免形成压疮。

耳穴压豆发挥了中医非药物疗法优势，简便安全易行，价格低廉。既能减轻患者的痛苦，又属非侵入性操作，减少了感染机会。这种治疗方法对身体无副作用，且有利于原发病的康复，保护了患者隐私，更容易被患者所接受。

第三章

精选病例

病例 1　肺气郁闭型发热治验

刘某某，男，70 岁。2010 年 7 月，因冠心病收入心内科，保守治疗，住院 10 天后患者出现发烧、纳差，体温 39.1℃，给予补液、输注"泰能"及抗病毒药物治疗 7 天，仍每天下午发烧。请予会诊，患者周身无汗，体若燔炭，舌质红，舌苔黄，脉数。分析病情，考虑患者在病房内吹空调导致风寒袭肺，入里化热，发病后退烧经常应用冰块物理降温致肺气郁闭。

辨证：外邪侵袭、肺气郁闭

治则：宣肺解表、发汗退热

组方：麻黄 9g、石膏 50g、柴胡 18g、葛根 18g、杏仁 9g、甘草 9g

用法：水煎服，留取药液 600mL，分 2 次服用，另外患者可适量服用热稀粥以助发汗。中病则减半服用，确认患者不再发热，则停止服用。

病例 2　肺气郁闭型发热治验

贾某某，女，42 岁。2012 年 12 月因"感受风寒 7 天"来诊，自诉恶寒怕冷、咳嗽、吐黄痰，在家自行应用退烧药及感冒药物治疗，仍反复发热，体温 38.7℃。查看患者，患者周身无汗，舌质红，舌苔黄，脉数。分析病情，考虑患者外感风寒，入里化热，肺气郁闭。

辨证：外邪侵袭、肺气郁闭

治则：辛温解表、发汗退热

组方： 麻黄 9g、桂枝 12g、石膏 50g、金银花 30g、浙贝母 10g、柴胡 20g、荆芥 15g、防风 15g、杏仁 9g、甘草 9g

用法：水煎服，留取药液 600mL，分 2 次服用，另外患者可适量服用热稀粥以助发汗。中病则减半服用，确认患者不再发热，则停止服用。

【按】第一例患者虽然发病在夏季，但是长期待在空调环境下，身体皮肤直接接触冷空气，或患者体温升高后用物理降温，用冰块敷体，均可造成肺气郁闭，发热无汗。夏月也可大胆应用麻黄，才能收到很好的疗效。第二例患者为冬季外感风寒，入里化热，肺气郁闭，当治以辛温解表，发汗退热。辛温解表与清肺化痰药同时应用，方可奏效。

病例 3 不完全肠梗阻治验

徐某，男，70 岁余。肺癌术后周余，未排大便，腹部膨隆，腹胀如鼓，口服多种通便药、胃肠动力药无效，甘油灌肠剂灌肠无效，口服中药木香、槟榔之剂，效果均欠佳。为尽快通畅肠腑，避免二次手术，特邀予会诊，考虑患者年龄较大，术后体质虚弱，但是肠腑秘结不通，实相明显，予考虑再三，开出下方。

辨证：元气亏虚、实热内结

治则：益气通腑清热

组方：人参 30g、大黄 30g、枳实 30g、芒硝 30g、厚朴 30g

上药共煎煮药液 600mL，初次顿服 400mL，患者开始出现肠鸣、腹痛，1 小时后追加剩余药液，又过 1 小时患者开始排出黑色腥臭粪便并夹杂气体排出，之后数小时内又排便 4 次，总计排出粪便约 3000mL。患者腹胀明显减轻，腹痛缓解，高出正常之腹壁舒缓下去，避免了再次手术。

【按】方用倍量人参承气汤，攻城拔寨，方剂开出，病区主任看到此方后说："你这是开的虎狼之药呀！"尚主任说："非虎狼之药，不能攻城拔寨。"该方剂用人参大补元气，增加胃肠动力；大黄清热通腑，枳实、厚朴下气通腑；芒硝软坚散结。

病例 4　不完全肠梗阻治验

张某，男，50岁。腰椎间盘突出术后 5 天未排大便，腹胀如鼓，口臭，食欲不振，舌红绛，苔黄厚。应用多种方法治疗，效果欠佳。

辨证：元气亏虚、实热内结

治则：益气清热通腑

组方：人参 10g、大黄 10g、枳实 10g、芒硝 10g、厚朴 10g

中药颗粒温水冲服，服药后第二天排出腥臭粪便，腹胀减轻，每日继服上药半剂，共服 2 日，逐症缓解。

【按】上述两病例处方时受到名老中医李可先生的影响，中医可以救急，治疗急危重症。尚主任也是在紧急情况下，全面考虑患者的身体状况及各种检查结果后开具此方。

病例 5　淋证癃闭治验

司某，女，56岁。因脑出血行颅脑打孔引流术，术后留置导尿月余，此后患者出现尿路感染，反复使用多种抗生素治疗，效果欠佳。泌尿外科建议行膀胱造瘘手术，但是患者及家属不接受手术，希望保守治疗，特邀予会诊。

辨证：湿热下注

治则：清热泻火、利水通淋

组方：石韦 30g、茯苓 20g、猪苓 20g、金银花 30g、黄芩 20g、车前草 30g、通草 10g、萹蓄 20g、甘草 10g

另加用坦索罗辛缓释胶囊 0.2mg，每日 2 次。

以上中药煎煮两遍，取汁 1000mL，每日分 3 次服用。1 周后复查尿常规，提示各项感染指标明显改善；再服该中药 1 周后，实验性拔出尿管，未再出现尿潴留情况；继续使用此方法治疗 1 周，以善其后。

【按】本方以金银花、黄芩清热解毒；石韦、车前草、通草、萹蓄清热通淋；茯苓、猪苓利水通淋；甘草协调诸药。尚主任用此方治疗该类患者取效十之七八。

病例 6　淋证癃闭治验

倪某，男，66 岁。平素前列腺增生，因过量饮用白酒，致小便淋漓，肉眼血尿。做 B 超检查仍有前列腺增生肥大，未发现其他占位病变；化验血常规，白细胞总数及中性粒细胞均高出正常范围；尿常规示红细胞、白细胞均明显升高。中医属于热淋、血淋范围。

辨证：湿热下注、热扰膀胱

治则：清热凉血、止血、利水通淋

组方：金银花 30g、黄芩 20g、大黄 6g、小蓟 20g、仙鹤草 15g、车前草 30g、茯苓 20g、泽兰 20g、瞿麦 20g、甘草 10g

以上中药煎煮两遍，取汁 1000mL，每日分 3 次服用。另加左氧氟沙星 0.2g 口服，每日 2 次。1 周后复查血、尿常规，血常规已正常，各项感染指标明显改善，已无血尿。停止服用左氧氟沙星，再服该中药 1 周，复查尿常规，已恢复正常。

【按】血淋可见于西医泌尿系结石、肿瘤或炎性改变，应当做相应检查，加以鉴别。血淋多合并热淋，所以治则多为清热凉血、止血、利水通淋。方中金银花、黄芩、大黄清热解毒；小蓟、瞿麦清热凉血；仙鹤草止血；车前草、茯苓、泽兰利水通淋；甘草调和诸药。煎煮后宜多留药液，补充水分，增加尿量，取流水不腐之意。

病例 7　小儿咳嗽厌食治验

马某，女，3 岁。因受凉致咳嗽吐痰 1 周，纳差，舌红苔黄，脉数。

辨证：外感风寒、入里化热、伤及肺胃

治则：清热止咳、化痰开胃

组方：金银花 9g、苦杏仁 3g、陈皮 3g、莱菔子 6g、山楂 3g、甘草 3g

中药颗粒，每日 1 剂，分 2 ~ 3 次服完。服药 3 剂，咳嗽减轻，食欲好转；服药 6 剂，咳嗽除，食欲大增，停药。

病例 8　小儿咳嗽厌食治验

王某，男，5 岁。剧烈运动后汗出当风，致恶寒，咽痛，咳嗽，咳痰，纳差，舌红苔黄，脉数。

辨证：肺气郁闭、脾失运化

治则：宣肺化痰、健脾消食

组方：金银花 15g、苦杏仁 5g、陈皮 5g、山楂 5g、莱菔子 10g、茯苓 10g、甘草 6g

中药颗粒，每日 1 剂，分 2 ~ 3 次服完。服药 5 剂，咳嗽好转，食欲增强；服药 7 剂，咳嗽除，食欲大增，停药。

【按】婴幼儿病情简单，所以处方也简单。方中金银花、苦杏仁清热止咳；陈皮、莱菔子、山楂化痰开胃；甘草调和诸药、化痰。方中未用过于苦寒之黄芩、浙贝母等药，便于婴幼儿服用。

病例 9　肺心病心衰治验

张某，女，68 岁。咳嗽吐痰 30 余年，加重半月。口唇发绀，咳痰黄稠与白色泡沫痰夹杂。杵状指，下肢浮肿，夜间不能平卧，舌质暗有瘀斑，舌体胖大，有齿痕，脉沉细数。

辨证：水气凌心、痰热壅肺、气虚血瘀

治则：益气强心、利水清热祛痰、活血化瘀

西医诊断：慢性支气管炎合并感染、心功能不全

患者家庭经济状况不好，无条件住院治疗。

组方：人参 10g、茯苓 20g、北五加皮 10g 、丹参 30g、 桃仁 10g、苦杏仁 10g、黄芩 20g、浙贝母 10g、甘草 10g

【按】患者为老年女性，患慢性支气管炎 30 余年，病情逐渐加重，已发展至晚期的肺心病心衰阶段。方中人参、北五加皮、茯苓强心利水，为君药，是方剂的灵魂。其他药物辅助君药共同发挥作用，疗效显著。

病例 10　乌头碱中毒治验

孟某，男，68 岁。腰腿疼痛 10 余年，遇寒加重，在一诊所服用中药治疗，某晚患者急来我院就诊，心悸、头晕、汗出，心电图见频发室性早搏，ST 段下移，血压 120/70mmHg。看其所服用中药，其中有川乌头、草乌头、制附子各 10g，问其家属煎药时间，诉说煎煮 30 分钟左右。

诊断：①乌头碱类药物中毒。②心律失常。③冠状动脉供血不足。

治疗：给予补液、利尿，并静脉点滴丹参注射液改善冠脉循环，6 小时后，患者心慌、头晕、出汗等症状均得到缓解，复查心电图显示：频发室早消除，S–T 段变化不显。继续静滴丹参注射液 7 天，7 天后心电图 S–T 段恢复至平时水平，患者出院。

【按】患者患有风寒湿痹，乌头类中药常作君药使用。用药剂量及煎煮方法，一定要再三告知患者及家属，防止药物中毒，中医同仁应引起警惕。

病例 11　慢性泄泻治验

张某，男，55 岁。腹痛腹泻 3 年，加重 1 月。患者近 3 年来经常腹痛腹泻，大便稀溏，2 ~ 4 次 / 日。近 1 月患者因天气寒冷，致腹泻加重，3 ~ 6 次 / 日，且大便有黏液和血。行结肠镜检查，显示：乙状结肠炎。3 年来，患者每当症状加重时就口服谷参肠安、美沙拉嗪等药，此次加重再次口服以上药物 1 个月，仍无效果，决定改服中药治疗。患者舌淡胖，有齿痕，舌苔白、厚腻，脉弱。

辨证：脾虚湿盛、脾不统血

治则：益气健脾、化湿止血

组方：黄芪 30g、党参 20g、茯苓 20g、薏苡仁 20g、怀山药 20g、芡实 20g、白芨 6g

用法：水煎服，每日 1 剂。

用法：服药 1 周大便不再见血，大便次数减到 2 ~ 4 次 / 日，原方不变再服 1 周，大便已无血无黏液，次数减到 2 ~ 3 次 / 日。然后中药中去除白芨，继续服药巩固治疗 6 周，停服中药，嘱患者注意保暖，禁食生冷、辛辣及难以消化的食品，防止复发。或中药颗粒冲服均可。

病例 12　慢性泄泻治验

李某，女，38 岁。长期腹痛，小腹坠胀，脓血便，大便次数多，肠镜提示溃疡性结肠炎，应用美沙拉嗪、益生菌、谷参肠安等药物治疗后效果欠佳。选择口服中药治疗。患者舌体胖，苔白，脉濡。

辨证：脾虚湿盛、肾失固涩

治则：健脾化湿、温肾涩肠

组方：黄芪 30g、党参 20g、茯苓 20g、薏苡仁 20g、怀山药 20g、芡实 20g、白芨 6g、补骨脂 15g、诃子 6g

用法：水煎服，每日 1 剂。

服药 5 天后，症状较前好转，大便次数减少；继服 3 周，巩固疗效。

【按】患者久病体虚用黄芪、党参益气健脾，用茯苓、薏苡仁、怀山药、芡实健脾化湿止泻，用白芨止血。有肾虚滑泻症状者加补骨脂、诃子涩肠止泻，用药简洁明了，效专力宏，起效迅速。患者久病体虚，上药可长期服用，方中多数药物可以作为保健食品长期食用，能益气健脾、化湿强身。

病例 13　荨麻疹治验

张某，女，57 岁。发作性皮肤瘙痒，搔抓后皮肤出现丘疹、风团，反复发作，此起彼伏，应用各种抗过敏药物及免疫调节剂，症状时轻时重，迁延不愈，遂选用中药治疗。患者舌质红，苔黄腻，脉滑数。

辨证：湿浊内蕴

治则：泻浊利湿、祛风清热止痒

组方：大黄 6g、茯苓 20g、刺蒺藜 30g、白藓皮 15g、荆芥 15g、葛根 20g、丹皮 15g、赤芍 15g、泽兰 20g、甘草 10g

服药 2 周后，风团消失，皮肤瘙痒停止；继服 2 周巩固疗效；停药后未再复发。

病例 14　荨麻疹治验

王某，男，40岁。患者搬入新居半月后出现皮肤瘙痒，搔抓后皮肤出现丘疹、风团，眼睑水肿，伴便秘、口臭。应用各种抗过敏药及外用药物后，效果欠佳，迁延不愈，遂选用中药治疗，患者舌质红，苔黄腻，脉滑数。

辨证：风邪袭扰、湿毒内蕴

治则：清热化湿解毒、祛风止痒

组方：大黄6g、连翘10g、茯苓20g、刺蒺藜30g、白藓皮15g、荆芥15g、葛根20g、丹皮15g、赤芍15g、泽兰20g、甘草10g

服药10天后，风团消失，眼睑水肿消除，皮肤瘙痒停止；继服2周后舌脉正常；停药后未再复发。

【按】荨麻疹是皮肤黏膜较为常见的过敏性疾病，常伴有明显的剧烈瘙痒和搔抓。有些荨麻疹患者有较明显的致病原因，如接触油漆、甲醛、某些植物或食用某些易致敏食品，也有些患者致病原因不明显。但是中医认为外邪袭扰、湿浊内蕴是造成风团的主要原因，选方用药时注意熄风止痒、清热泻浊，一般有较好疗效。

病例 15　慢性咽炎治验

谢某，男，40岁，教师。咽部干痒、咳嗽无痰，声音嘶哑半年，症状迁延，时轻时重，舌质红，舌苔黄，脉细数。

辨证：肺阴亏虚

治则：滋阴润肺、清热利咽

组方：金银花50g、麦冬50g、胖大海50g、木蝴蝶30g、薄荷30g、甘草50g

上药各少许，代茶饮，患者服药 1 月后，症状明显减轻，继续巩固疗程；服用 2 月，症状消失。嘱患者劳逸结合，必要时可再次服用此方。

病例 16　慢性咽炎治验

王某，女，66 岁。因长期歌唱致咽部干痒，声音嘶哑半月，咽部充血，舌质红，舌苔黄，脉细数。

辨证：风热袭肺、肺阴亏虚

治则：祛风清热、滋阴润肺

组方：金银花 20g、麦冬 10g、木蝴蝶 10g、薄荷 15g、沙参 10g、青果 10g、甘草 10g

水煎服，患者服药 1 周后，症状明显减轻；继续巩固疗程，服用 1 周，症状缓解。嘱患者劳逸结合，必要时可再次服用此方。

【按】咽炎患者有急性发作期和慢性迁延期，急性发作时可用中药煎服治疗，慢性迁延时可中药代茶饮。均应清淡饮食，多饮开水，多吃水果和蔬菜，少吃热性、煎炸、辛辣等刺激性食物，戒烟戒酒。

病例 17　失眠治验

方某，女，55 岁。失眠、多梦 2 年余，加重 1 月。近 2 年，患者经常失眠、多梦，入睡困难，伴有心悸、乏力；近 1 月因生气，上述症状加重，并出现烦躁、易怒，舌质暗红，舌苔黄，脉弦数。

辨证：肝气郁滞、心火上炎

治则：疏肝理气、清心安神

组方：香附 10g、柴胡 10g、郁金 10g、合欢皮 20g、远志 10g、茯

苓 20g、酸枣仁 30g、柏子仁 15g、生地黄 15g、黄连 6g

服药 1 周后，症状明显减轻，心情平和；上药去黄连，继续服药 2 周，症状基本缓解。

病例 18 失眠治验

蔡某某，男，45 岁。因工作压力大，嗜烟酒，失眠、多梦，入睡后易醒，伴有神倦、乏力，烦躁、易怒。舌质红，舌苔黄腻，脉弦滑。

辨证：肝气郁结、湿热内扰

治则：疏肝解郁、清利湿热安神

组方：香附 10g、柴胡 15g、郁金 15g、远志 10g、茯苓 20g、酸枣仁 30g、龙骨 30g、藿香 15g、佩兰 10g、黄连 6g

服药 10 天，入睡后易醒次数减少；继续服药 2 周，诸症缓解。嘱患者调情志、戒烟酒，清淡饮食。

【按】失眠是临床上常见的症状，患者长期失眠、入眠困难、多梦、易醒、睡眠质量不好、睡眠时间不够，严重影响正常的日常生活。可见于工作压力大、更年期综合征、性格焦虑的人群。服药同时，应适当疏解患者的心理，使患者戒除不良嗜好。辨证施治时，除给予疏肝解郁、养心安神药以外，还应根据不同诱因适当加减用药。

病例 19 便秘治验

吴某某，女，40 岁。近 1 月因家庭矛盾，患者大便秘结，排便困难，肛门下坠感明显，伴心烦易怒、失眠、健忘。舌质红，舌苔黄，脉弦有力。

辨证：阴虚津亏、肝气郁结

治则：滋阴润燥、疏肝解郁

组方：香附 10g、柴胡 10g、郁金 10g、当归 15g、火麻仁 15g、枳实 10g、厚朴 10g、大黄 3g、芒硝 6g

服药 3 剂后，大便通畅，烦躁减轻，但失眠仍在；上药加酸枣仁 30g、柏子仁 15g，去大黄，继服 1 周，症状基本缓解。

病例 20　便秘治验

汪某，男，65 岁。无明显诱因出现排便困难，便干，数日 1 行，便意不明显，伴神倦乏力，口干口渴，舌质红绛，少苔，脉细无力。

辨证：气阴两虚、津亏肠燥

治则：益气滋阴、润燥通便

组方：沙参 10g、麦冬 10g，肉苁蓉 15g、当归 15g、火麻仁 15g、枳实 10g、厚朴 10g、芒硝 6g

服药 1 周后，便干缓解，排出通畅，口干减轻；效不更方，继服上药半月，巩固疗效。

【按】便秘是临床上比较常见的症状，肛肠科尤其多见，患者往往表现为排便次数减少、大便量少、大便干硬，甚至没有便意，并伴有情志抑郁、烦躁。中医认为患者多有阴虚津亏肠燥或者肝气郁结，辨证用药的同时，应了解患者的生活习惯、情绪变化，加以指导。

病例 21　脑梗塞后遗症治验

杨某，男，65 岁。右侧肢体麻木乏力，记忆力下降，答非所问 2 月，伴便秘。CT 示：左侧脑梗塞，舌质红绛，有瘀斑，脉细涩。

辨证：气血亏虚、瘀滞不通、痰蒙心窍

治则：补气养血、活血化瘀、豁痰开窍

组方：人参 10g、黄芪 30g、当归 15g、生地黄 15g、山萸肉 10g、黄精 10g、丹参 20g、川芎 15g、红花 10g、肉苁蓉 15g、益智仁 15g、石菖蒲 15g、甘草 10g

上药水煎服，每日 1 剂，服药 1 月后，肢体麻木缓解，记忆力较前增强；继服上药 2 月，以上症状得到明显改善。

病例 22 脑梗塞后遗症治验

张某，女，43 岁，左侧肢体肌力下降，口眼歪斜，认知障碍，言语不清，情绪不稳，烦躁易怒 1 月余。曾行颅脑 CT 检查，显示脑梗塞。面色白，舌质红，有瘀斑瘀点，脉弦。

辨证：气虚血瘀、肝风内动、痰蒙心窍

治则：益气活血、平肝熄风、豁痰开窍

组方：人参 10g、黄芪 30g、当归 15g、丹参 20g、川芎 15g、红花 10g、钩藤 20g、天麻 10g、益智仁 15g、石菖蒲 15g、甘草 10g

上药水煎服，每日 1 剂，服药半月后，情绪稳定，言语较前流畅，肌力提升；继服上药 1 月，以上症状得到明显改善。

【按】脑梗塞后遗症中医多辨证为气虚血瘀、肾精亏虚、脑窍失养或痰蒙心窍。故辨证用药时应给予补气养血、活血化瘀、益肾填精、豁痰开窍等中药加减调养。治疗过程中，当注意加强功能锻炼、饮食调节、情绪关怀。

病例 23 产后缺乳治验

王某，女，30 岁。产后 5 天，乳房胀痛，乳汁量少，不能满足婴儿需要。伴有烦躁、便秘，舌红，苔黄，脉弦。

辨证：肝气不舒、乳络不通

治则：疏肝解郁、疏通乳络

组方：丝瓜络 10g、路路通 10g、王不留行 10g、蒲公英 15g、漏芦 10g、香附 10g、当归 15g、肉苁蓉 10g

水煎服，每日 1 剂，分 2 次早晚饭后服用。治疗 1 周后，乳汁分泌量有所增多；用药 2 周后，乳汁量能满足婴儿的需要，且乳房不再胀痛。停药后，未再出现缺乳及乳房胀痛现象。

病例 24 产后缺乳治验

朱某，女，28 岁。足月妊娠后剖宫产下一男婴，婴儿体重为 4.1kg，产后 3 天内乳汁排出量有限，不能满足婴儿需要。乳房柔软，诊断为产后缺乳，患者面色萎黄，少气懒言，舌淡暗，脉弦细。

辨证：气血两亏、化源不足

治则：补气养血、健脾和胃

组方：党参 20g、当归 10g、熟地黄 10g、茯苓 20g、天花粉 12g、白芷 6g、王不留行 10g、皂角刺 5g、丝瓜络 10g

水煎服，每日 1 剂，分 2 次早晚饭后服用，3 天为一个疗程。治疗 5 天后，乳房出现明显胀满感，乳汁分泌量有所增多；用药 10 天后，乳汁量能完全满足婴儿的需要，且有所盈余。随访半年，未再出现缺乳现象。

【按】产后缺乳即产妇哺乳期内，乳汁甚少或全无，不能满足婴儿需要的一种病理状态。在我国，该病在城市妇女中发病率较高，并呈现逐年上升趋势。究其原因，可能与产妇年龄偏大，剖宫产率升高，孕期疲劳过度、精神焦虑，分娩时出血过多，产后哺乳方法不当及有家族缺乳史有关。

本病的发生，多为气血虚弱、肝气郁结所致。分娩时出血，气随血脱致气血不足、乳汁生化无源；产后情绪紧张、抑郁，致肝气郁结、乳络不通，均导致产后缺乳。临床上以补气养血，疏肝通乳为治疗大法。本处方选用党参、当归、熟地黄，补中益气，生津养血；丝瓜络，疏肝破气，散结消滞；桔梗、天花粉、王不留行、皂角刺开宣肺气，祛痰，排脓。本处方在治疗产后缺乳方面，取得了显著的效果，疗效稳定，无毒副作用。

病例 25　小儿积滞治验

文某，女，1 岁半。首次就诊：2022 年 10 月 14 日，主因"自幼消瘦、大便不规律"来诊。患儿自幼消瘦，现体重 8.5kg，纳量可，食欲旺盛，其母亲诉其多种食物过敏，食入过敏食物后多出现腹泻，现奶粉、辅食混合喂养，近 1 周大便干燥难解，2 ~ 3 日 1 行，纳眠可，小便可。既往肠套叠病史 2 次，无疫区接触史，无发热。鸡蛋过敏。查体：体形消瘦，面色暗黄，山根青紫，神情、精神可，心肺未见明显异常，腹部叩诊鼓音，余无明显异常。唇舌淡红，苔白略厚，指纹紫滞。

中医诊断：积滞

西医诊断：营养不良

治则：健脾养胃、行气通便

组方：党参 12g、茯苓 9g、白扁豆 6g、陈皮 9g、怀山药 6g、砂仁 6g、薏苡仁 6g、六神曲 9g、佛手 6g、山楂 6g、炒枳壳 9g、瓜蒌 6g

用法：每日 1 剂，冲服。

外治法：配合小儿推拿，每周 3 次。取穴：补脾经、清胃经、清大肠、顺运内八挂、平肝经、推三关、退六腑，摩腹、捏积。

第二次就诊：2022 年 10 月 28 日。

食量可，体重增长 0.25kg，大便每日 1 次，质可，偶食入鸡蛋未出现明显过敏性腹泻，未再腹胀。查体：神情，精神可，面色有光泽，山根青紫减轻，余未见明显异常。唇舌色红，苔白，指纹红。

诊断及治则同前，调整方药如下：加白术 9g，中药颗粒 5 剂，每日 1 剂，冲服。

病例 26　亚健康治验

患者谢某，男，50 岁。近半年出现疲劳失眠、食欲不振、情绪不稳、夜间盗汗，背部发凉，头晕乏力。舌质淡胖有齿痕，舌苔厚腻，脉弦滑。

辨证：气血亏虚、阴阳失调

治则：益气养血、调和阴阳

组方：人参 100g、黄芪 200g、当归 150g、熟地黄 150g、黄精 100g、山萸肉 100g、酸枣仁 100g、桂枝 100g、阿胶 100g、鹿角胶 50g、茯苓 200g、怀山药 150g、陈皮 100g、山楂 100g、香附 50g、柴胡 50g、甘草 100g

上药用中药颗粒加黄酒、蜂蜜各 500g，共同熬制成膏，早晚各服膏方 10g。服药 1 个月后，失眠、乏力、头晕等症状明显改善；继服膏方 2 个月，所有不适症状均得到缓解。

病例 27　亚健康治验

刘某，女，60 岁。近 1 年出现烦躁易怒、食欲不振、夜间盗汗，睡眠不好，多梦，手足心热，头晕乏力，舌质淡，舌苔黄厚，脉弦。

辨证：肝郁脾虚、阴阳失调

治则：疏肝健脾、调和阴阳

组方：香附 100g、柴胡 100g、郁金 50g、黄芪 100g、当归 150g、生地黄 150g、黄精 100g、山萸肉 100g、酸枣仁 100g、阿胶 100g、鹿角胶 50g、茯苓 200g、怀山药 150g、陈皮 100g、山楂 100g、甘草 100g

上药用中药颗粒加黄酒、蜂蜜各 500g，共同熬制成膏，早晚各服膏方 10g。服药 1 个月后，烦躁易怒、失眠、乏力、头晕等症状改善明显；继服膏方 2 个月，巩固疗效，诸症缓解。

【按】亚健康人群若出现不适症状可以随时服用膏方，因为现在制膏方法和保存技术较前明显提高，不必拘泥于冬季服用。

病例 28　产后血虚便秘治验

汤某，女，30 岁。产后半月出现排便次数少、排便困难、粪便干硬。肛门疼痛，口臭，舌质红，舌苔黄，脉细数。

辨证：气血两虚、津亏肠燥

治则：补益气血、润肠通便

组方：黄芪 200g、西洋参 100g、当归 200g、肉苁蓉 200g、火麻仁 200g、柏子仁 100g、香附 100g、厚朴 100g、枳实 100g、阿胶 100g、陈皮 100g、山楂 100g、甘草 100g、芒硝 50g

上药用中药颗粒加黄酒、蜂蜜各 500g，共同熬制成膏，早晚各服膏方 15g。服药半个月后，大便次数增加，大便不再干硬，肛门疼痛减轻；

继服膏方 2 个月，巩固疗效，诸症缓解。

病例 29　产后血虚便秘治验

张某，女，28 岁。产后 1 周出现排便困难、粪便干硬、排便次数较前减少，烦躁易怒，食欲不振。伴有肛门疼痛，口臭，舌红苔黄，脉弦。

辨证：肝郁脾虚、津亏肠燥

治则：疏肝健脾、润肠通便

组方：柴胡 100g、郁金 50g、西洋参 100g、当归 200g、肉苁蓉 200g、火麻仁 200g、柏子仁 100g、香附 100g、厚朴 100g、枳实 100g、阿胶 100g、陈皮 100g、山楂 100g、甘草 100g、芒硝 50g

上药用中药颗粒加黄酒、蜂蜜各 500g，共同熬制成膏，早晚各服膏方 15g。服药半月后，大便不再干硬，情绪好转，食欲增加，肛门疼痛减轻；继服膏方 2 月，巩固疗效，诸症缓解。

【按】产后气血亏虚，情志不畅，津亏肠燥，大便干结、排出困难较常见。产后服用膏方可以补养气血，改善产妇体质，缓解便秘、肛门疼痛等症状，有益无害，既可预防也可治疗。

病例 30　过敏性鼻炎治验

王某，男，40 岁。近半年晨起后阵发性喷嚏、清水样涕、鼻痒、鼻塞，上述症状持续至上午 10 时左右，艳阳高照时可自行缓解。舌质淡，苔薄白，脉细无力。

辨证：肺脾气虚、鼻窍失温

治则：补脾益肺、温阳固表

组方：人参 100g、黄芪 200g、乌梅 100g、细辛 50g、辛夷花 50g、茯苓 200g、白术 100g、半夏 100g、山萸肉 100g、桂枝 100g、白芍 100g、五味子 150g、陈皮 100g、甘草 100g、鹿角胶 100g

制膏方法：一般情况下熬膏用颗粒剂较方便，加黄酒 500g，充分溶解后加蜂蜜 500g 收膏，糖尿病患者用木糖醇。

最初 1 个月，每次 10g，每日 2 次，口服时加少许开水冲服。1 个月后症状改善明显，改为每次 10g，每日 1 次，口服时加少许开水冲服。一般患者入冬即可服用，服用整个冬季，体质明显增强，疗效比较巩固。

病例 31　过敏性鼻炎治验

解某，女，14 岁。近 3 年每年入冬后阵发性喷嚏、清水样涕、鼻痒、鼻塞，伴手足冰凉，乏力神倦，舌质淡，苔薄白，脉细无力。

辨证：肺肾阳虚、鼻窍失温

治则：补肾益肺、温阳固表

组方：人参 100g、黄芪 200g、乌梅 100g、细辛 50g、辛夷花 50g、茯苓 200g、白术 100g、半夏 100g、山萸肉 100g、肉桂 100g、附子 50g、白芍 100g、五味子 150g、陈皮 100g、甘草 100g、鹿角胶 100g

用量用法同病例 28，服用膏方整个冬季，并嘱患者适当锻炼，体质明显改善。第二年冬季，入冬后未再出现手足发凉、鼻塞、流涕、喷嚏等症状。

【按】尚主任发现患者对冷空气比较敏感，且近些年有些过敏性鼻炎患者冬季去海南岛过冬之后过敏性鼻炎各种症状彻底缓解，所以认为该类患者多为气虚阳虚体质，当治以益气温阳为法。

病例 32　口疮治验

　　方某，男，45岁。口腔溃疡1月余，伴口臭、心烦易怒、便秘，舌质红，苔黄腻，脉滑数。

　　辨证：脾胃湿热、心火内盛

　　治则：清热利湿、泻火解毒

　　组方：青黛20g、硼砂15g、人工牛黄6g、寒水石30g、枯矾15g、滑石40g、炉甘石80g、珍珠6g、玄参80g、冰片10g

　　用法：将上药共研极细末后，混合装瓶密封备用。用时可将药粉均匀撒在溃疡面上，每日3次，用药至溃疡面完全愈合。

病例 33　口疮治验

　　万某，女，38岁。因工作压力大，近半年，反复出现口腔溃疡，伴心烦易怒、失眠、便秘，舌质红，苔黄，脉数。

　　辨证：肝气郁结、心火亢盛

　　治则：疏肝解郁、泻火解毒

　　组方：青黛20g、硼砂15g、人工牛黄6g、柴胡20g、郁金10g、寒水石30g、枯矾15g、滑石40g、炉甘石80g、珍珠6g、玄参80g、冰片10g

　　用法：将上药共研极细末后，混合装瓶密封备用。用时可将药粉均匀撒在溃疡面上，每日3次，用药至溃疡面完全愈合。

　　【按】将上述药物组合后，制备成散剂，长期应用，具有清热解毒、滋阴泻火、收湿止痛的功效，可以针对虚火、实火等各种证型。其在治疗复发性口腔溃疡方面，取得了显著的效果，疗效稳定。

病例 34 湿疹治验

汪某，男，50 岁。嗜酒及辛辣之品，2 个月来肛门周围潮湿、瘙痒，肛门皮肤有抓痕。舌质红，苔黄腻，脉滑。

辨证：湿热互结、浸淫肌肤

治则：清热、燥湿、止痒

组方：黄柏、苦参、蛇床子、地肤子、白矾、花椒、荆芥各 20g

用法：煎煮，留取药液 1000mL 熏洗，每剂药液每日熏洗 2 次，应用 2 次后进行更换。治疗期间禁食辛辣之品，饮食清淡。10 天后，肛门瘙痒减轻；继续外洗治疗 20 天后，症状缓解。

病例 35 湿疹治验

李某，女，42 岁。2020 年 8 月来诊，诉双足趾间瘙痒，皮肤潮湿，溃烂，疼痛，舌质红，苔黄腻，脉滑。

辨证：湿热互结、浸淫肌肤

治则：清热、利湿、止痒

组方：黄柏、苦参、蛇床子、地肤子、白矾、花椒、荆芥各 20g

用法：煎煮，留取药液 1000mL 熏洗，每剂药液每日泡足 2 次，泡足后擦干，局部外涂达克宁软膏，治疗期间禁食辛辣之品，饮食清淡。1 周后，双足不再瘙痒；继续外洗，巩固治疗 1 周。

【按】本方为治疗肛周湿疹、肛门瘙痒、肛肠术后坐浴而设，但只要是辨证为湿热互结、浸淫皮肤，各个部位的湿疹、湿疮都可应用。

病例 36　肛肠术后创缘肿痛治验

王某，男，34 岁。因肛门肿物脱出 3 个月，伴大便带血，色鲜红，肠镜检查未发现其他肿物、息肉及溃疡，诊断为"混合痔"，给予手术治疗。手术切除较彻底，术后第 3 天排便后出现肛缘水肿、疼痛。

辨证：气滞血瘀

治则：温通气血、消肿止痛

组方：川乌 10g、草乌 10g、大黄 30g、芒硝 30g、乳香 10g、没药 10g

用法：煎煮，留取药液 1000mL，42℃药液熏洗，每日 2 次。

外洗 5 天后，肛缘水肿消退，疼痛明显减轻。

病例 37　肛肠术后创缘肿痛治验

陈某，女，28 岁。因大便后肛门疼痛 2 个月，伴大便带血，便后疼痛持续 2 小时，后慢慢缓解，诊断为"肛裂"，给予手术治疗。术后第 2 天排便后出现肛缘水肿、疼痛。

辨证：气滞血瘀

治则：温通气血、消肿止痛

组方：川乌 10g、草乌 10g、大黄 30g、芒硝 30g、乳香 10g、没药 10g

用法：煎煮，留取药液 1000mL，42℃药液熏洗，每日 2 次。

外洗 4 天后，肛缘水肿消退，疼痛明显减轻。

【按】肛肠手术术后肛缘水肿为局部症状，用药选择应以局部用药为主，直达病所。因是外用药物，上述药物中的毒性及气味难闻不足为患。

病例 38 急性淋巴结炎治验

蒋某，男，26岁。因饮用白酒且饮水不足，近3日来，左侧颌下肿痛，舌质红，舌苔黄，脉数。血常规示：白细胞及中性粒细胞均高于正常，诊断为"急性淋巴结炎"。

辨证：热毒炽盛、气血壅滞

治则：清热解毒、凉血消肿

组方：芒硝、大黄各50g

用法：水1000mL煎至存液100mL，将芒硝纳入，纱布浸透，湿敷患处，每日3次，每次30分钟，同时口服阿莫西林0.5g每日3次。治疗3日后，症状明显减轻，复查血常规已恢复正常；停服阿莫西林，继续药液湿敷治疗3日，痊愈。

病例 39 丹毒治验

计某，女，43岁。因工作长期站立，致左小腿远端红肿疼痛，范围10cm×20cm，舌质红，舌苔黄，脉数。血常规示：白细胞及中性粒细胞明显增高，诊断为"丹毒"。

辨证：热毒炽盛、气血壅滞

治则：清热解毒、凉血消肿

组方：芒硝、大黄各50g

用法：水1000mL煎至存液100mL，将芒硝纳入，纱布浸透，湿敷患处，每日3次，每次30分钟，同时静脉点滴青霉素每日2次，每次400万U，治疗5日后，症状明显减轻；继续治疗5日，复查血常规已恢复正常，局部症状完全缓解。

【按】急性淋巴结炎属于中医疮痈肿毒，多因热毒壅结、气血壅滞而成。热毒壅盛则红肿，气血壅塞不通则疼痛。中医之痈疮疗毒、丹毒等凡辨证为热毒炽盛之阳证者，均可应用本方外敷。本方煎煮后制成饱和溶液使局部形成高渗压差方能取得良好疗效，应多加注意。

病例 40　腰椎间盘突出（腰腿痛）治验

杨某，男，58岁。因搬抬肿物、用力不当致左侧腰腿疼痛6小时来诊。做腰椎 CT 示：腰 L3 ~ L4、腰 L4 ~ L5 椎间盘膨出。

诊断：急性腰椎间盘突出症（坐骨神经痛）

治疗：①腰腧穴注射：维生素 B_1 100mg、维生素 B_{12} 500mg、利多卡因 200mg、地塞米松 5mg、0.9% 生理盐水 10mL，隔日注射 1 次。②腰痛宁胶囊 4 粒，黄酒送服，每日 1 次。

注射 1 次后症状明显缓解，隔日再注射 1 次症状彻底缓解。继续服用腰痛宁胶囊 1 周，以巩固疗效。

病例 41　腰椎间盘突出（腰腿痛）治验

李某，女，43岁。左侧腰腿疼痛 3 个月来诊，经针灸、拔罐、外敷膏药等治疗手段，无明显治疗效果，做腰椎 CT 示：腰腰 L3 ~ L4、腰 L4 ~ L5 椎间盘脱出合并椎管狭窄。

诊断：慢性腰椎间盘突出症（坐骨神经痛）

治疗：①腰腧穴注射：维生素 B_1 100mg、维生素 B_{12} 500mg、利多卡因 200mg、地塞米松 5mg、0.9% 生理盐水 10mL，隔日注射 1 次。②腰痛宁胶囊 4 粒，黄酒送服，每日 1 次。

注射 3 次后症状明显缓解，注射 6 次后症状彻底缓解。继续服用腰痛宁胶囊1个月，以巩固疗效。

病例42　腰椎间盘突出（腰腿痛）治验

彭某，男，60岁。因搬运重物，用力不当致左侧腰腿疼痛，并逐渐加重，在家针灸及贴伏膏药治疗3日，效果不佳，来诊。做腰椎CT示：腰L3～L4椎间盘膨出；腰L2～L3椎间盘间隙变窄。

诊断：腰椎间盘突出

治疗：①腰俞穴注射治疗，隔日1次。②腰痛宁4粒，黄酒送服，每日1次。

注射治疗1次，症状明显缓解，疼痛明显减轻；继续注射2次后，腰腿疼痛彻底缓解。

【按】腰俞穴属督脉，其位在骶部正中线上，适对骶管裂孔，具有疏利关节、通经活络之功效。采用腰俞穴位注射具备了针刺药物的双重功能。当针尖刺入穴位后，如同毫针针刺一样产生酸、麻、胀、痛的得气感觉，推注药物的时间相当于毫针的留针时间。同时配合药物的抗炎、消肿、解痉止痛、扩张血管、改善微循环、促进神经营养作用，迅速激发经气，疏经活血，并且可使针刺和药物的作用明显增强，因而可在短时间内显示明显的止痛效果。

一般情况下，急性腰椎间盘膨出或脱出，局部有水肿情况压迫神经根，疼痛明显，应用该方法收效迅速。慢性腰椎间盘膨出或脱出收效稍慢，但坚持治疗，也能取得满意的效果。

腰椎间盘突出、膨出、椎间隙变窄等情况发病率较高，尤其急性发病者，患者疼痛剧烈，局部水肿挤压神经根症状明显。该方法局部用药与全身用药同时进行，收效迅速，对于急性患者缓解症状效如桴鼓。尚主任应用该疗法治疗腰椎间盘突出、膨出、坐骨神经疼痛等患者300余例，只要是注射的药物能够进入骶管间隙，均有较好疗效。部分患者骶管裂孔寻找困难，甚至局部钙化，造成药物不能进入骶管间隙，则疗效甚微。

病例 43　脱证治验

刘某，男，48岁。因外感风寒，至恶寒发热，体温37.9℃，无其他不适，去某诊所就诊，给予感冒三联针（洁霉素、地塞米松、安痛定各1支）注射，注射后数小时患者通身汗出如洗，体温下降至35.1℃，周身乏力，心悸汗出不止。家属邀尚主任诊治，患者周身湿冷，舌质淡，舌苔白，脉细数。

辨证：气阴两脱

治则：益气固脱

组方：黄芪50g、山萸肉50g

煎后频服，患者服药数小时后，心悸汗出停止，周身不再湿冷，脉和缓，体温36.2℃，后进饮食，恢复如常。

【按】该患者48岁，平素体健，偶感风寒，体温37.9℃，尚不属高热，可用葱姜辛温发散之品煎汤频服，或口服1粒退热药物，微微发汗，或可解决问题。患者应用感冒三联针，发汗太过，导致脱证。仅用黄芪、山萸肉两味，但用量大，效专力宏，取效迅速。另三联针用法，尚主任认为是大撒网疗法，弊多利少。

病例 44　胆囊炎治验

王某，男，51岁。右胁疼痛半个月，近半个月患者因饮酒频繁致右胁疼痛，伴纳差、乏力、腹胀、口臭，大便黏，小便黄，色红，苔黄厚腻，脉弦滑。行超声检查示：急性胆囊炎。

辨证：肝胆湿热

治则：清热利湿、疏肝利胆

组方：柴胡 15g、黄芩 20g、栀子 10g、薏苡仁 20g、龙胆草 10g、茯苓 20g、茵陈 20g、陈皮 15g、槟榔 10g、白芍 10g、泽泻 20g、车前草 20g、甘草 10g

用法：7 副，水煎服，忌辛辣油腻之品。

复诊：服药 1 周后，右胁疼痛减轻，腹胀缓解，但仍有口臭、纳差、舌苔较前减少；上药加焦三仙各 10g，继服 7 副，诸症缓解，纳食正常。

【按】患者平素经常进食肥甘厚味、辛辣醇酒，酿生湿热，祸及肝、胆、脾、胃，胁下疼痛，主要责之肝胆。治疗以龙胆泻肝汤合茵陈蒿汤加减化裁，用药 1 周后，主要症状明显缓解；效不更方，但纳差、口臭仍在，当加消食健脾开胃，药用焦三仙，后诸症渐次消除，恢复正常。

病例 45　浮针治疗小儿抽动症

刘某，男，7 岁。于 2021 年 9 月 20 日，在父母的陪同下来我处诊治。母亲代诉：孩子从小是一个活泼好动的孩子，7 岁的时候孩子经常会不自主地做一些奇怪的动作，如眨眼睛、斜视、干咳、吸鼻子、皱眉头等，曾到济南儿童医院诊治。诊断为儿童多动症，运用药物＋心理疗法：病愈胶囊、静宁口服液、羚羊角胶囊、维生素 B_6 片、维生素 B_1 片、赖氨酸冲剂口服，每日 3 次，配合心理治疗，6 个月效果不佳。近来上述症状加重，出现以面部、四肢、躯干部肌肉不由自主抽动，伴喉部干咳、眨眼睛斜视、皱额、吸鼻、撅嘴、伸舌、摇头、点头、耸肩、动臂等。经人介绍来我院进行浮针治疗。

现病史：患儿喉部干咳，眨眼睛斜视、皱额、吸鼻、撅嘴、伸舌、摇头、点头、耸肩、动臂、面部、四肢、躯干部肌肉不由自主抽动。

血常规、心电图等均正常。

既往史：无外伤史，手术史。

药物过敏史：无。

家族遗传史：无。

诊断：儿童抽动症。

2021年10月5日一诊：触诊，胸锁乳突肌+++、斜角肌++、头颈夹肌+++、竖肌上断+++、胸大肌+++、前锯肌+++、胫骨前肌+++。

治疗：运用符仲华老师的浮针疗法处理相关患肌。3日后，皱额、吸鼻、撅嘴、伸舌、摇头、点头、耸肩、动臂、面部、四肢、躯干部肌肉不由自主抽动，基本消失。

医嘱：饮食清淡，不要看电视、玩手机，家长尽量不要刺激孩子，多给孩子心理安慰，多让孩子休息。

2021年10月15日二诊：处理相关患肌，胸锁乳突肌、斜角肌、上斜方肌，眨眼斜视、干咳、喉部不适基本消失。

医嘱：同上。

2021年10月20日三诊：患儿上诉症状全部消失，未复发，基本痊愈。处理相关患肌巩固疗效：胸锁乳突肌、斜角肌、头颈夹肌，医嘱同上。

远期疗效观察中。

【按】小儿抽动症的具体病因目前尚不清楚，主要体现为以面部、四肢、躯干部肌肉不由自主抽动，伴喉部异常发音及秽语为特征的综合征，表现为频繁眨眼睛、皱额、吸鼻、撅嘴、伸舌、摇头、点头、耸肩、动臂等。其原因可能与肌肉的缺血、出血、血肿诱发面部及肢体肌肉不自主地抽动等相关。我们可以通过辨病、辨势、辨肌，仔细查找与触摸明确责任患肌，以及相关肌群，然后针对责任患肌进行浮针扫散与再灌注活动，快速解除患肌的挛缩状态，改善患肌的血液供应，恢复邻近肌肉的血供血氧，从而达到治愈疾病的目的。

病例46 浮针治疗右膝关节炎

张某，女，51岁。2021年7月27日初诊。

主诉：右膝关节疼痛10年，加重1年。

现病史：患者10年前因不慎摔伤出现右侧膝关节疼痛，上下楼梯时疼痛，下蹲起立时费力。曾到当地诊所行针灸治疗，以及口服止痛药（具体药物不详），未见明显好转，病情一直反复。近1年来，右膝关节疼痛加重，右膝内外侧疼痛明显，行走及上下楼梯时疼痛，下蹲活动受限；近半个月来，出现夜间疼痛，严重影响睡眠。为求进一步诊治，遂前来我处治疗。

既往史：既往体健。

辅助检查：X线示：右胫骨髁间隆突变尖，髌骨上缘韧带钙化。右膝关节退行性变。

体格检查：右膝过伸过屈试验（+）、右髌骨试验（+）、右前抽屉试验（-）、右后抽屉试验（-）、右浮髌试验（-）、右膝关节内侧压痛（+）、右膝关节外侧压痛（+）。血压129/78mmHg。

患肌检查：①推髌试验：外上方（+）、外下方（-）、内上方（+）、内下方（-）。②右股四头肌（++++），右侧股二头肌（+++），右腓肠肌（+++），右胫骨前肌（+++），右腰大肌（++），右侧阔筋膜张肌（++），右侧髂胫束（+++），双侧比目鱼肌（++++），双侧内收肌（+++）。

诊断：①右膝关节退行性变。②右膝关节炎。

浮针治疗：常规消毒后，采用一次性使用浮针，分别从双侧比目鱼肌肌腹下段朝上进针和右侧胫骨前肌下段外侧从下往上进针，配合相关肌肉的再灌注活动。即时效应：平地行走疼痛减轻五成，双侧下肢肌肉紧张僵硬感觉减少，上下楼梯和下蹲疼痛减轻三成。下半场处理股四头肌、阔筋膜张肌、髂胫束后症状继续减轻，平地行走疼痛较未治疗前减少七成，上下楼梯和下蹲疼痛好转五成，右膝关节内外侧仍有压痛。医嘱：尽量少爬楼梯及登山，避免久站与下蹲，注意下肢保暖。

2021 年 7 月 28 日二诊：患者自述经过昨天治疗后，平地行走明显好转，自我感觉好转七成，下蹲及上下楼梯时仍有活动受限，分别对双侧比目鱼肌、右侧胫骨前肌、右侧股二头肌行再灌注活动。平地行走疼痛基本消失，右膝内侧压痛基本消失，下蹲及上下楼梯活动受限程度减少。远程轰炸（远端取针）和局部进针配合治疗右侧股四头肌、右侧阔筋膜张肌、右腰大肌、右腰方肌。即时效果：下蹲疼痛基本消失，上下楼梯及右膝关节外侧仍有不适，但已较前大幅好转。医嘱：避免久站与下蹲、注意下肢保暖，尽量少爬楼梯。

2021 年 7 月 29 日三诊：患者自述近两日平地行走及下蹲时无疼痛，右膝内侧压痛消失，右膝外侧仍有轻微压痛，上下楼梯仍有少许受限。远程轰炸（远端取针）和局部进针配合治疗，双侧比目鱼肌、右侧胫骨前肌、右股二头肌、右股四头肌。即时效果：右膝内外侧压痛消失，上下楼梯基本没有不适。医嘱：避免久站与下蹲，尽量少爬楼梯，避免受凉，不适随诊。

2021 年 10 月 29 日电话回访：右膝关节无疼痛不适。

【按】膝骨关节炎的疼痛和骨质增生关系不大，疼痛与相关患肌密切相关。使用浮针治疗后，股四头肌、髂胫束、缝匠肌、内收肌群、半腱半膜肌、腓肠肌、比目鱼肌、腓骨长肌、趾长伸肌、胫骨前肌、腘肌、腹直肌、髂腰肌等，疼痛常立竿见影地减轻。我们要明确，疼痛的位置多处在关节处，它们多数情况下是第二现场，不是导致疼痛的原因，我们的第一现场——患肌才是引起疼痛的来源，处理干净患肌，疼痛才会改善。

病例 47　浮针治疗肱骨内上髁炎

刘某某，男，42 岁。2022 年 3 月 28 日初诊。

主诉：右肘内侧痛伴运动障碍1个月。

现病史：患者于1个月前，劳动后出现右肘关节痛，伴肘关节屈伸、手内旋疼痛，曾自行贴膏药效果不明显，遂来我处诊治。

既往史：既时体健。

患肌检查：右侧旋前圆肌（+++），尺侧腕屈肌（++）。

诊断：肱骨内上髁炎。

浮针治疗：使用一次性使用浮针，在右侧尺侧腕屈肌中段向上进针，扫散并做屈腕抗阻再灌注活动，前臂旋前抗阻再灌注活动，伸腕加压再灌注活动。即时效果明显，患者诉疼痛缓解很多，屈伸肘关节无疼痛，内旋前臂还有一点疼痛，用手按压肘关节内侧（肱骨内上髁）还有一点疼痛。上半场治疗结束，休息20分钟后，患者诉感觉良好，无疼痛感。

医嘱：患者注意休息，避免劳累。

2022年4月1日二诊：患者诉肘部无不适，无痛感，活动自如，故没有治疗。

2022年4月4日电话随访：患者诉无疼痛，感觉非常好。

【按】肱骨内上髁炎属于肌肉病痛，浮针通过处理在尺侧腕屈肌、尺侧腕伸肌、肱三头肌、肱二头肌、旋前圆肌、冈下肌、小圆肌等患肌，患者内上髁上的疼痛常立即大幅度减轻或消失，而浮针并没有处理内上髁局部。大量的可重复的案例说明，内上髁疼痛的部位只是第二现场，并不是产生疼痛的源头，源头应归咎于我们触摸到的上述患肌。对于急性期局部有水肿的患者，应嘱其注意休息，等待水肿的肌腱恢复，再行治疗。浮针治疗该病通常预后较好，但必须严格执行医嘱，注意休息，避免治疗后反复屈曲肘关节或抗阻屈肘等活动。如哺乳期的母亲长期抱婴儿哺乳，或者做端锅、挥球拍等动作，这些屈肘的活动会导致新的患肌形成。

病例 48　浮针治疗头晕 1 例

韩某，女，64 岁。2022 年 6 月 20 日初诊。

主诉：头晕 2 个月。

现病史：患者于 2 个月前无明显诱因出现头晕，症状与体位改变无关，行走过久时出现头晕，在山东省立医院行颅脑 CT 示无异常。诊断为颈椎病，口服药物（不详）治疗效果不明显，经人介绍来我处诊治。

既往史：既往有高血压病史。

辅助检查：头颅 CT：未见明显异常。

患肌检查：双侧胸锁乳突肌（+++），右侧斜角肌（++），左侧斜方肌（++）。

诊断：头晕。

治疗：运用一次性使用浮针，从患肌外针尖朝向患肌进针扫散并配合侧头抗阻、提肩加压抗阻、扭头抗阻等再灌注活动。即时效果：头晕症状缓解 70%。

医嘱：避免长期低头、打麻将等。

2022 年 6 月 22 日二诊：患者诉头晕症状比上次治疗后还好，自感缓解 90%。患肌检查：左侧斜方肌（++），右侧胸锁乳突肌（++），针对相关患肌继续治疗。即时效果：患者诉已无明显头晕。

2022 年 6 月 25 日电话回访：患者诉无头晕。

【按】目前临床所见的大部分头晕，都和患肌引起动脉外压力增加，导致远端器官供血量减少有关。浮针能高效地解除患肌及其周围组织对动脉的压力，常常观察到，大多数的前庭及颅脑供血不足产生的头晕症状，经浮针治疗后立即大幅改善。我们观察，疗效要比住院长期静脉使用扩血管、改善循环药物确切有效得多。浮针治疗头晕是有明确界限的，对于非患肌引发的头晕，如急性脑梗塞、脑出血、急性前庭神经炎、低血糖、低血压、贫血、癔症、代谢问题、感染、耳石症等导致的头晕，都不是浮针的适应证。主要嫌疑肌：胸锁乳突肌、斜角肌、斜方肌、头颈夹肌、枕下肌群、胸大肌、竖脊肌、腹直肌等。这些肌肉影响了颈总动脉、椎动脉对前庭和中枢神经系统的供血，从而使这些器官的功能发生了异常。因此，动脉走行途径的部位出现患肌，我们都要进行处理，其疗效往往即刻出现，患者头晕症状常立即缓解或大幅度减轻。通常 1～2 个疗程内即可取得比较满意的效果。治疗时，我们不能忽视胸大肌、竖脊肌等肌肉，这些肌肉对供血状况的整体改善有着重要作用，也是我们整体治疗必须考虑的。

病例 49　浮针治疗陈旧性右踝关节扭伤

主诉：右腿外踝关节疼痛 20 年。

现病史：20 年前，运动时扭伤右外踝关节，肿胀青紫数天，内服西药（不详），外用红花油，肿退后，疼痛断断续续 20 年，走路超过 500 米，疼痛发作，再走疼痛加剧。在这期间又有数十次此关节急性扭伤，处理大概同上，右小腿外侧发凉怕冷，遇冷加重。

既往史：既往体健，身体超重，无不良嗜好。

检查：X 线片示：关节在位，退行性病变。

浮针专科检查：右腓骨长肌（++++），右腓骨短肌（+++）。

治疗：2022 年 4 月 8 日一诊：腓骨长肌上端进针扫散，再灌注活动做踝关节跖屈、背屈阻抗，原地踏步等。中场休息，患者行走大约两公里，没有疼痛，不再发凉，下半场重复上半场治疗。

医嘱：不要散步，尽量少爬楼梯，不走凸凹路面，注意休息、保暖。

2022 年 4 月 9 日二诊：一诊治疗后整个下午没再疼痛，晚上接孩子行走爬楼数趟后有些疼痛，自觉约有原来三分，不再发凉怕冷。治疗、医嘱同一诊。

2022 年 4 月 11 日三诊：二诊治疗后，未再疼痛、发凉。不做治疗，随观。

医嘱：2 周内少走路、爬楼，注意休息、保暖。

随访：2022 年 8 月 5 日，患者来治疗颈椎病，问及上次治疗踝关节情况，称未再疼痛，未再出现急性扭伤，没有怕冷、发凉等不适感觉。

【按】急性踝关节扭伤（轻、中度）：发病 24 小时以内，不易浮针治疗；24 小时以后，可以采用浮针治疗。我们认为，在踝关节韧带等软组织扭伤后，出现出血、渗出等炎症反应，局部炎性物质波及邻近肌肉，而肌肉随之病理性紧张，形成患肌。患肌的形成原本是机体为了让踝关节得到充分休息的保护性反应，以免加重病情，可是，在踝关节休息的情况下，患肌就需要处理，使疼痛得到缓解。一般没有韧带撕裂伤的患者，浮针治疗效果较好。

陈旧性踝关节扭伤多发在外踝，常表现为外踝周围酸痛、胀痛。多由急性踝关节扭伤发展而来，这个概率还很大，病因可能是急性扭伤后，得不到有效治疗和休息，疼痛时间较长，患者因疼痛常采取保护性姿势，使该姿势肌肉过度受累，日久形成患肌；患肌又使得走路姿势不正常，从而又多发急性扭伤，如此形成恶性循环。患肌多发在小腿肌肉，影响血液循环，所以，陈旧性踝关节扭伤多伴发小腿怕冷、发凉或肿胀。通过浮针治疗，消除患肌，疼痛缓解或消失，为关节修复提供良好的环境。主要患肌有腓肠肌、比目鱼肌、腓骨长肌、腓骨短肌、胫骨前肌、趾长伸肌等。

病例 50　耳穴压豆治疗术后尿潴留

一位痔病术后患者，小便困难，诱导排尿效果不佳，患者怕针拒绝针灸治疗，拒绝导尿。询问病史后辨证论治，该患者属气滞型，情志不和，肝失疏泄，气机逆乱，清浊升降之机壅滞，膀胱气化不利，而致小便不通；另因肛门直肠区域神经分布相对丰富，对刺激较为敏感，手术创伤极易引起患者肛门部疼痛，且肛门直肠与泌尿系统的神经支配属同一节段，故肛门部疼痛、肛门括约肌痉挛常反射性地引起尿道括约肌痉挛，导致患者排尿困难，形成尿潴留。给予患者耳穴压豆治疗，取穴：膀胱、肾、尿道、输尿管、神皮、肛门、直肠、肺、肝、脾、三焦、神门、内分泌、缘中，外生殖器加之诱导排尿，20分钟后，患者小便排出。患者很激动地说："没想到往耳朵上贴的豆豆这么管事，这么快就解决了我的病症，我特别怕针，又不想导尿，非常感谢您用中医耳穴疗法帮我解决了困难！"

【按】 中医认为肛肠疾病术后尿潴留的原因为手术创伤致筋脉瘀滞，阻塞膀胱水道导致气化不利，故小便不通、腹胀疼痛而成癃闭，亦可影响三焦、肺、脾、肾、肝诸脏腑协调功能。肺为水之上源，若肺气不能肃降，津液输送失常，水道通调不利，不能下输膀胱，故小便不利；或因肾气受损，肾阳不足，命门火衰，膀胱气化无权，溺而不出，或肾阴不足，无阴则阳无以化，津液耗损，便生癃闭；又肝主疏泄，肝气郁结，致三焦水液运化失常，水道通调受阻，形成癃闭，且肝经绕阴器，肝经有病，亦可成癃闭。神门穴具有安神、镇静作用，并有解除焦虑疼痛的作用，反射性刺激调节神经引起排尿；神经系统皮质下调整高级中枢，以恢复膀胱括约肌的正常收缩功能；直肠、肛门为手术相应部位，外生殖器调节局部排尿功能恢复。上述耳穴宣闭通溺，疗效确切，且避免了导尿、针灸等痛苦，而且耳疗方法对机体没有侵袭性，起效较快，更易被患者接受。

病例51　耳穴压豆治疗术后疼痛和耳鸣

李某，男，64岁。肛周脓肿切开引流术后患者，术后第1天疼痛评分4分，遵医嘱给予患者耳穴压豆（疼痛）治疗，贴压耳穴过程中发现患者有耳鸣沟，询问患者是否患有耳鸣疾病，患者诉耳鸣多年，遵医嘱予患者增加耳穴压豆耳鸣疗法。取穴：肾、内耳、外耳、胰胆、三焦、交感、内分泌、枕、颞、耳迷根、神门、耳尖、皮质下。取穴依据：内耳、外耳为相应部位取穴；肾开窍于耳，故取肾穴；胆、脾为辨证取穴；胆、三焦均属少阳，可以活络通窍；内分泌、枕、颞调整紊乱的脏腑功能。给予患者贴压结束后，患者诉耳鸣已明显减轻，交代患者每天按时按压耳穴，第2天巡视病房，患者诉肛周疼痛减轻，评分0分，耳鸣减轻。

【按】耳鸣为耳科疾病中的常见症状，患者自觉耳内有声响、响度不一，高音耳鸣可使病人烦恼，影响睡眠与工作。其出现或为间歇性，或为持续性。耳鸣沟是耳穴名。此耳穴位于自屏间切迹外侧目二穴至内耳处，是诊断耳鸣和听力下降的特定部位。耳鸣的轻重与病程长短，与耳鸣沟皱襞的深浅、长短有一定关系。

病例 52　耳穴压豆治疗失眠

王某，女，35岁。直肠黏膜脱垂术后患者，诉失眠半年余，靠安眠药来辅助睡眠，每日睡眠时间四五个小时。遵医嘱给予患者耳穴压豆。取穴：心、神门、枕、神皮、肾、垂前、交感、心、多梦区、催眠点、失眠点、睡眠深沉点。取穴依据：失眠是大脑皮质兴奋和抑制过程平衡失调，高级神经活动的正常规律遭到破坏所致，故选取皮质下穴，具有调节大脑皮质兴奋和抑制的功能。心、神门、枕具有镇静、安神、利眠作用；肾可以补肾益心神；垂前治疗失眠早醒；交感可以舒筋活络、宁心安神；心可以养心安神。交代患者每天按时按压耳穴，停用安眠药物，贴压2天后，患者诉睡眠质量明显改善，夜间睡眠时间达8个小时。

【按】随着人们生活节奏的加快、生活压力的增加，失眠已成为很多人的困扰，患病率呈不断上升趋势，严重危害人们的身心健康，影响正常的工作、学习和生活。单靠安眠药来辅助睡眠，会对身体会造成很大的危害。中医传统疗法耳穴压豆对治疗失眠有独特的治疗效果，到医院治疗可配合该疗法，改善睡眠质量。此法简便易行，安全有效，对失眠症有较好疗效。耳者，宗脉之所聚也。人体经络均上循聚集于耳部，采用耳穴疗法治疗失眠，具有调整脏腑、平衡阴阳的作用。现代研究认为，耳穴刺激可调节迷走神经活性，从而对睡眠产生良好的调节作用。据相关研究报道，耳穴疗法特别适用于机体免疫力低、脏腑功能减退的老年失眠患者。

病例 53　混合痔

丰某，男，46 岁。主因"肛内肿物反复脱出半年余，加重伴疼痛 1 天"入院。患者半年前无明显诱因，出现便后肛内肿物脱出，不能自行还纳，需用手托回，偶伴有肛门疼痛，偶有大便带血，量少，色鲜红，不与大便相混，偶有肛门下坠感及排便不尽感，应用"马应龙痔疮膏、痔疮栓"等药物治疗，效果欠佳。平素大便较规律，1 天排 1 次，多不成形，排出通畅。1 天前上述症状加重，肿物脱出后，用手亦不能回纳，伴有肛门疼痛。今日至我院门诊就诊，经检查诊断为"混合痔、直肠黏膜脱垂"，收住我科，准备行手术治疗。患者自发病以来，精神可，饮食可，睡眠可。小便通畅。

既往史：1989 年行"痔疮手术（具体不详）"。

查体：骑伏位，正前位肛缘增殖隆起，约 1.5cm×1.5cm 大小，右中位肛缘增殖隆起，黏膜外翻，约 1.5cm×2cm 大小。指诊：痔区黏膜隆起，痔疮黏膜松弛，涌堵手指，未触及明显异常肿物。

诊断：①混合痔。②直肠黏膜脱垂。

诊疗经过：入院后完善相关术前检查，在腰硬联合麻醉下行混合痔外剥内扎术。麻醉成功后，常规消毒肛周肛管，铺无菌洞巾，肛门拉钩牵开，首先用组织钳夹起正前位混合痔痔核，结扎基底部，予以部分切除，送病理，修整创缘，使其引流通畅，用"7"号线缝扎 1 处，电刀止血，术中出血约 5mL，肛塞无菌棉纱条，术毕包扎。手术顺利，术后安返病房，给予抗感染、止痛等对症治疗。

麻醉前患者即高度精神紧张，问答不应，眼神迷离，测量血压、心率正常，麻醉后，患者体位摆放不配合，情绪焦躁，身体欲离开手术床，全身肌肉紧绷，追问患者病情，患者诉因曾做痔疮手术，当时疼痛过剧，留下心理阴影，现无身体不适，内心过度害怕。给予镇静药物后，患者情绪逐渐平稳，用固定带将患者固定于手术床，进行手术，手术过程顺利，患者无过激反应。术后未诉明显不适，次日换药，仍有过度紧张情况，后期逐渐缓解。

【按】本例患者术前情况可属癔病范畴。一般认为对应激性事件的经历和反应是引起本病的重要病因，比如经历过战争和严重灾害，可导致个体整合功能减退，另外其还与患者的素质、性格有一定关系。患者可表现为情绪紧张，不受控制或支配的语言或行为，但是一般生命体征是正常的。临床医师应加以识别，并对患者加以安慰和引导，消除患者的紧张情绪，打开患者的心结，可迅速缓解症状。

病例54　直肠黏膜脱垂

王某，男，28岁。主因"肛门内肿物反复脱出肛门外半年"入院。患者半年前无明显诱因出现肛门内肿物反复脱出肛门外，可自行还纳，偶尔伴有大便带血，血量多，血色鲜红，无肛门疼痛，无肛门下坠感，有排便不尽感。平素大便较规律，1天排1次，成形，排出欠通畅，今日至我院门诊就诊。

查体：骑伏位，肛缘不规则赘生，高出肛缘约1cm，触疼明显。指诊：痔区黏膜隆起，直肠黏膜松弛，涌堵手指，进指6cm，未触及其他明显凹陷结节及异常肿物。

诊断：①直肠黏膜脱垂。②混合痔。

手术经过：腰硬联合麻醉下行经肛门直肠黏膜环切术。麻醉成功后，常规消毒肛周肛管，铺无菌洞巾，肛门拉钩牵开，首先用扩肛器扩肛，置入扩肛器，固定，在肛门缝扎器引导下，于齿线上 2cm 处，做一荷包缝合，置入吻合器，收紧荷包，旋紧吻合器，击发，停留 20 秒后，取出吻合器及扩肛器，检查吻合口，无明显渗血，术中出血约 5mL，肛塞无菌棉纱条，术毕包扎。手术顺利，术后安返病房。

【按】1. 患者术后嘱其避免大量活动，术后 7 ~ 10 天时，吻合器陆续脱离，活动过量容易造成吻合钉过早脱落，出现吻合口大出血，严重者可出现失血性休克，危及生命。

2. 在患者术后排便时，前 3 次排便应当尽量排软便，以免刺激吻合口，出现吻合口撕裂出血。等待吻合口愈合一段时间后，应当排解正常大便，可适当干燥一些，防止术后吻合口出现瘢痕收缩，造成吻合口的狭窄，从而使患者出现排便困难的情况。

3. 患者术后应适当休息，不可过量活动，若活动过量容易出现肛门下坠感，适当休息后可慢慢缓解。若长时间出现肛门下坠的情况，应当及时指诊，查看吻合口愈合是否正常。

病例 55　直肠黏膜脱垂

杨某，女，28 岁。主因"肛门有肿物脱出 10 年，带血 3 年，疼痛 1 年"入院。患者 10 年前，无明显诱因出现排便时有肿物脱出肛门，便后肿物能自行还纳，未曾治疗。3 年前出现大便带血，出血呈喷射状和滴状，血色鲜红，量多。当时曾多次就诊于我院，诊断为："混合痔"，给予"迈之灵、太宁栓"等药治疗，用药后，能暂时缓解病情。1 年前肛门脱出物开始疼痛，肿物不仅排便时脱出，站立及行走时间久后亦脱出肛外，平素大便规律，2 日行 1 次，偶有便干，便干及腹泻后病情加重，有肛门下坠感及便后不尽感，因肛门疼痛持续加重，今日至我院门诊就诊。

查体：骑伏位，肛周不规则环形隆起，高出正常约 2cm，无明显触痛。指诊：直肠黏膜松弛，涌堵手指，母痔区黏膜隆起，进指 6cm，未及其他明显异常。

诊断：①直肠黏膜脱垂。②混合痔。

手术经过：腰硬联合麻醉下行经肛门直肠黏膜环切术＋混合痔外剥内扎术。麻醉成功后，常规消毒肛周肛管，铺无菌洞巾，肛门拉钩牵开，首先用扩肛器扩肛，然后置入扩肛器，固定，在肛门缝扎器引导下，于齿线上 2cm 处做一荷包缝合，置入吻合器，收紧荷包，旋紧吻合器，击发，停留 20 秒后，取出吻合器及扩肛器，检查吻合口，发现 1 处出血点，用"7"号线缝扎。然后用组织钳夹起右中位混合痔痔核，外痔部分剥离，结扎内痔基底部，同法处理左后位、左前位混合痔痔核，最后修整创缘，使其引流通畅，共用"7"号线缝扎 4 处。术中出血约 5mL，肛塞无菌棉纱条，术毕包扎。手术顺利，术后安返病房。

【按】1. 患者为女性患者，手术中应当注意做荷包缝合时，在缝合直肠前壁黏膜时，入针不要太深，防止将阴道黏膜缝入荷包内，从而出现直肠阴道瘘。因此在缝合完成后，应在阴道侧指诊一下，确认阴道黏膜未被拉入吻合仓内。

2. 在后边的痔切除过程中，外痔剥离的过程中，不要将其剥离得过深，以免结扎痔核时，将吻合口的黏膜牵拉过度，造成吻合口的撕裂、出血。

3. 术后要叮嘱患者，2 个月内不能同房，避免造成吻合口撕裂，形成直肠阴道瘘。

病例 56　肛门狭窄合并直肠前突

陈某某，女，70 岁。主因"排便困难、肛门下坠 3 年余"入院。有时有排便不尽感，平时大便不规律，1 天排 3 ~ 4 次，经常便干，排出困难，曾使用"乳果糖、通便灵、开塞露"等药物，效果欠佳。

查体：骑伏位，肛缘平坦，未见异常。指诊：肛门狭窄，仅容 1 指，直肠黏膜松弛，直肠黏膜向前突出约 4cm。辅助检查：直肠排粪造影提示：直肠前突、直肠黏膜脱垂。

诊断：肛门狭窄、直肠前突、直肠黏膜脱垂。

手术经过：患者在腰硬联合麻醉下行肛门括约肌切开术 + 直肠前突结扎术。麻醉成功后，常规消毒肛周肛管，铺无菌洞巾，用电刀于正后位肛缘做一切口，适当松解部分肛门括约肌，然后用组织钳夹起正前位直肠壁黏膜，用"7"号线缝扎。手术顺利，安返病房。

【按】术后患者排便困难缓解，1 天 1 排，排出通畅，术后按时换药，至术后 5 周随访，患者伤口愈合良好，排便通畅，患者对术后效果满意。患者年纪较大病史较长，恢复期比较长。需注意的问题：术后要按时换药，多吃蔬菜水果，适当增加活动量。

病例 57　肛管狭窄

管某，女，66 岁。主因"发现原发性肝癌 2 月余"入院。患者诉大便排解困难，伴有肛门疼痛。由消化科转入我科。

血常规结果提示：血小板 $50 \times 10^9/L$。查体：肛周未见异常。指诊：肛门狭窄，1 指不能通过，扩肛后肛管皮肤裂损。

诊断：①肛门狭窄。②肛裂。③血小板减少症。④原发性肝癌。⑤肝癌腰椎转移。⑥门静脉癌栓形成。⑦乙肝肝硬化失代偿期。⑧脾大。⑨肝囊肿。⑩胆囊炎。⑪右肾囊肿。⑫左肺结节。

手术经过：患者在气管插管全麻下行肛门括约肌切开术。麻醉成功后，常规消毒肛周肛管，铺无菌洞巾，用电刀于正后位肛缘做一切口，适当松解部分肛门括约肌，使其能容纳 3 指，修整创缘，使其引流通畅，彻底止血。手术顺利，安返病房。患者术后 8 天，排便通畅，创面新鲜。

【按】1. 患者年纪大，疾病较多、较重。

2. 患者血小板比较少，同时肝癌腰椎转移只能选择全麻下手术。患者血小板比较少，要注意术中及术后出血问题。

病例 58　肛管狭窄

梁某，男，40岁。患者因"便后肛门疼痛，排便困难3月余"入院，患者3月前因大便带血在某诊所行混合痔外拨内扎手术治疗，术后出现肛门疼痛，排便困难，曾在该诊所行扩肛治疗2次，无效，遂至我科就诊。

查体：肛管狭窄、挛缩，自然状态下肛管直径约0.5cm，扩肛后发现肛管移形上皮缺如。

诊断：肛门狭窄、肛管挛缩。

诊疗经过：患者在腰硬联合麻醉下行肛门括约肌切开术。麻醉成功后，常规消毒肛周肛管，铺无菌洞巾，首先用电刀于正后位松解肛门内括约肌及部分外括约肌，切口较深且完全，另外，分别于正前位及两个侧位分别松解肛门内括约肌，术后填塞油纱条。手术顺利，安返病房。

【按】有些经验不足的医生行混合痔外拨内扎术过程中见痔切痔，导致肛管移形上皮切除过多，肛门挛缩。患者肛门疼痛、排便困难，临床上时有发生，应提醒医生高度警惕。本例患者肛管松解从四个方向同时松解，麻醉状态下肛管应容纳3～4指。患者肛管皮肤缺如，术后换药时应多用含有油性成分及促进上皮再生的药膏。必要时甚至术后每半月在麻醉下扩肛1次。术后换药使用重组牛碱性成纤维细胞生长因子外用凝胶2月余，肛管皮肤有较多延伸，患者排便通畅，疼痛消失。

病例 59 臀大肌下脓肿

李某某，男，43 岁。因"肛周肿痛 7 天"入院，伴发热，最高达38.3℃，在家输注"头孢类""甲硝唑"治疗，发热不退，疼痛持续加重。

肛门直肠情况：左侧卧位：右侧肛周可见红肿区，约 5cm×8cm 大小，触痛明显。指诊：肛管齿线区未触及明显凹陷性结节。辅助检查：肛周B 超：右臀部皮下 0.35cm 处可探及范围约 6.8cm×4.5cm，无回声，边界清晰，外形欠规则，无回声内充满细密、粗大光点回声，探头加压可见光点浮动，CDFI：周边血流稍丰富。提示：右侧臀部皮下积脓。血常规：白细胞：$12.12×10^9$/L，中性粒细胞百分比：76.6%，CRP：58.98 mg/L，降钙素原：0.59mg/mL，D- 二聚体：1.60mg/L，入院随机血糖：5.1mmol/L。

总蛋白：51.5g，白蛋白：30.4g，前白蛋白：74mg/L。

诊断：肛周脓肿、双下肢截瘫、低蛋白血症。

诊疗经过：入院后完善相关术前检查，在腰硬联合麻醉下行肛周脓肿切开挂线引流术。麻醉成功后，常规消毒肛周肛管，铺无菌洞巾，首先于右后位肛周做一梭形切口，引流出血性脓液约 100mL，探查脓腔波及右侧坐骨直肠间隙、右侧臀部皮下间隙、右侧臀大肌下间隙，继续探查发现脓腔与肛管、直肠无通道相连，与右侧肛周共做 5 个切口，各切口间成对口引流，挂浮线 5 根。术毕包扎。手术顺利，术后安返病房，给予抗感染、补液、止痛等对症治疗。

【按】1. 患者基础病史伴有双下肢截瘫 20 余年。

2. 入院时患者体质差，营养差。总蛋白：51.5（60 ~ 83），白蛋白：30.4（34 ~ 54），前白蛋白：74（200 ~ 400）。术后恢复周期长。

3. 脓腔范围大且深，波及臀大肌下间隙，且患者活动受限，不易彻底引流。

对策：1. 需参照化验结果进行必要的营养支持。

2. 尽早进行分泌物培养 + 药敏，选择有针对性的抗生素。

3. 换药过程中需抗生素冲洗。

4.悬挂浮线较多，需注意拆线时间及顺序。

病例 60　马蹄形肛周脓肿

杨某，男，27 岁。主因"肛周肿痛 1 月余，加重 2 天"入院，患者 1 个月前，无诱因出现肛周肿胀疼痛，呈持续性疼痛，曾自觉发热，未予测量，自行使用"马应龙痔疮膏"，无明显效果。平时大便规律，日行 1 次，质软成形，排出通畅，有肛门下坠感及便后不尽感，无大便带血，无肿物脱出，2 天前疼痛加重，来诊。

查体：骑伏位：肛周平坦，皮色正常，按压左中位至右后位肛缘区域，触痛明显。指诊：肛门正后位肛管齿线区可触及一凹陷性结节，肛门直肠环稍硬。辅助检查：肛周 B 超：胸膝位：肛门周围 9 点区皮下可见范围约 2.8cm×1.5cm，低回声团块，边界尚清，外形规则，内可见细密光点回声，探头加压可见浮动，CDFI：周边可见血流信号。提示：肛周脓肿。血常规：白细胞：$9.05×10^9/L$；CRP：5.10mg/L；随机血糖：5.1mmol/L。

诊断：高位肛周脓肿。

诊疗经过：入院后完善相关术前检查，在腰硬联合麻醉下行高位肛周脓肿切开挂线引流术。腰硬联合麻醉成功后，常规消毒肛周肛管，铺无菌洞巾，肛门拉钩牵开，首先用隐窝钩探查发现正后位肛管齿线区有一加深隐窝通向正后位脓腔，将其部分切开，引流出脓液约 5mL，探查脓腔波及直肠后间隙，继续探查发现脓腔向肛周左右两侧延伸，且均引流出脓液约 1mL，脓腔分别波及左右侧坐骨直肠间隙，在右中位及左中位肛周分别做一弧形切口，与正后位切口形成对口引流，在左后与正后位刀口间挂一浮线，通畅引流；在右中位与正后位切口间挂一浮线，通畅引流，修整创缘，术毕包扎。手术顺利，术后安返病房，给予抗感染、补液、止痛等对症治疗。

【按】1.患者身高约 170cm，体重约 55kg。且肛周肌肉薄弱。

2. 此例脓肿脓腔波及 3 个间隙，每个脓腔空间狭小，脓液量少。

3. 做此类手术应注意保护肌肉。

病例 61　肛周脓肿

李某，男，62 岁。主因"肛周肿痛 5 天入院"，患者 5 天前无明显诱因出现肛周肿痛，压痛明显，疼痛程度逐渐加重并伴有发热，体温最高为 39.2℃，应用"四消丸、阿莫西林、小柴胡、连花清瘟胶囊、布洛芬、消炎痛栓"等药物治疗，效果欠佳。于某医院就诊，行肺部 CT 检查，结果示：双肺多发纤维条索，脂肪肝。查血常规：CRP：160.42mg/L；白细胞：14.51×10^9/L；中性粒细胞比率：79.40%；淋巴细胞比率：14.10%。患者平时大便规律，日行 1 次，成形，排出大便通畅，近 5 天大便困难，需用开塞露方可排出，有大便不尽感，无大便带血，有肛门下坠感，无肛内肿物排出。今日至我院门诊就诊，经检查诊断为"高位肛周脓肿、冠心病"，收住我科。查体：骑伏位，肛周平坦，皮色正常。指诊：左后直肠壁膨隆，触痛明显，未触及明显异常肿块。

诊断：①高位肛周脓肿。②冠心病。③小脑萎缩。

诊疗经过：入院后完善相关术前检查，在腰硬联合麻醉下行高位肛周脓肿切开挂线引流术。麻醉成功后，常规消毒肛周肛管，铺无菌洞巾，肛门拉钩牵开，首先用隐窝钩探查发现，正后位肛管齿线区有一加深隐窝，通向左后位肛周脓腔，边钩边切开脓腔，引流出脓液约 150mL，探查脓腔波及左侧骨盆直肠间隙，右侧骨盆直肠间隙，肛管后深间隙，直肠后间，并沿直肠方向向内延伸，在左中位及右后位各做一弧形切口，形成对口引流，并挂橡皮筋，于左后位切口沿脓腔放一引流管达脓腔最深处，并固定，剔除其纤维化组织及坏死组织，剪除钳上残端，修整创缘，使其引流通畅，用"7"号线缝扎出血点 1 处，电刀止血，术中出血约 5mL，肛塞无菌棉纱条，术毕包扎。手术顺利。术后安返病房，给予抗感染、止痛等对症治疗。术后第9天，患者各项症状减轻，创面生长正常，大小便正常，办理出院手续，出院后按要求返院换药，直至创面完全愈合。

【按】该患者初起症状为发热，在家自行治疗及到某医院住院治疗，都是以发热为主诉，进行疾病的诊断及鉴别诊断，又因为患者体型肥胖，且为高位肛周脓肿，肛门局部红肿热痛等症状非常不明显，只有仔细进行肛门指检才能发现直肠后壁的阳性体征：局部膨隆、触痛，并以此为线索进行相应的影像学检查，如肛周B超、肛管内超声或盆底磁共振检查，方可确诊，并指导手术治疗。

病例 62　肛周脓肿

张某，男，8岁。主因"肛周肿痛20天"入院，患儿20天前在家中玩耍时，不慎被一自动铅笔头刺入肛周，后出现肛周肿胀疼痛，肛周伴压痛，包块逐渐增大，疼痛程度亦逐渐增大，有时大便失禁，伴有发热，最高达38.5℃。查体：骑伏位：肛门左中位距肛缘2cm处，可见一溃口，挤压有黄红色脓液溢出。指诊：左侧直肠壁饱满，触痛，有波动感，范围约4cm×6cm大小。化验结果：白细胞：$8.96×10^9/L$；中性粒细胞：55.7%；CRP：1.28mg/L。

诊断：肛周脓肿、肛周异物。

治疗过程：于2016年9月2日在基础麻醉下行肛周脓肿切开引流术＋肛周异物取出术。消毒完毕，肛门拉钩牵开，探查发现左后位直肠壁饱满，切开引流出脓液1mL，并取出一自动笔头，在左中位与左后位切开处挂一橡皮筋引流，缝合肠壁切开处，共7针，术毕。术后给予抗感染、止痛等治疗。术后第19天，患者各项症状减轻，办理出院手续，出院后按要求返院换药，直至创面完全愈合。

【按】该患者为8岁孩童，且性格内向，被笔头刺入肛周后未及时告知父母，进行相应的诊断和治疗，直至损伤后20天，肛门周围出现红肿疼痛难以忍受时才不得已告知父母进行检查和治疗。在某医院所拍摄盆底部X线片，光片显示肛周距肛缘约8cm处有一大小为0.5mm×8mm的异物，因异物较小，考虑寻找异物时会有一定困难，但是手术探查时发现高密度影异物与一不显影的塑料笔头相连，寻找异物并不算太困难。患儿肛周深部肌肉及软组织感染、坏死较重，手术时既要做到彻底引流，同时还要尽量保护患儿肛门深部的肌肉组织，应仔细处理，术后认真换药。

病例 63　肛周脓肿

南某，男，13岁。主因"肛门疼痛7天，便血2天"入院，患者7天前，因腹泻出现肛门疼痛，初始刀割样疼痛，排便时疼痛加重，偶有大便带血，量少，体温最高38.5℃，于当地医院就诊，诊断为"肛裂、混合痔"。平素大便较规律，1日1次，便不成形，无肛门内肿物脱出肛门外，无肛门下坠感及便后不尽感。近2日来，肛门疼痛加重，大便次数增多，血便相混，色暗红，出血量明显增多。昨夜至我院急诊就诊，经检查诊断为"肛周脓肿、混合痔、肛裂、便血原因待查"，收住我科，准备行手术治疗。患者自发病以来，精神可，饮食可，睡眠可，小便通畅。查体：骑伏位：正后位肛缘可见一赘生，约1cm×1cm大小，正前位肛周距肛门约1cm处，可见一红肿区，约2cm×2cm大小，触痛明显，扩肛后，见肛门正后位肛管皮肤裂损，深达肌层，长约1cm。指诊：患者拒查。辅助检查：血常规+CRP：白细胞 $10.19×10^9$/L 偏高；中性粒细胞：74.9% 偏高；红细胞 $2.47×10^{12}$/L 偏低，血红蛋白 72 g/L 偏低；C反应蛋白 60.69 mg/L 偏高。

初步诊断：①肛周脓肿。②混合痔。③肛裂。④便血原因待查。

治疗经过：在腰硬联合麻醉下行肛周脓肿切开引流术+肛门内括约肌松解术。麻醉成功后，常规消毒肛周肛管，铺无菌洞巾，肛门拉钩牵开，首先用隐窝钩探查发现正前位肛管齿线区有一加深隐窝通向正前位肛周脓腔，边钩边切开脓腔，引流出脓液约 5mL。继续探查发现左前直肠壁有一凹陷，有咖啡色脓血水渗出，电刀止血，正前、正后直肠壁多处溃烂，并伴有渗血，用 3-0 可吸收线缝扎出血点，钳夹正前位增生的肛乳头，钳下缝扎，于正后位肛门裂损处，适当松解部分肛门内括约肌，修整创缘，使其引流通畅，用"7"号线缝扎出血点 1 处，电刀止血，术中出血约 5mL，肛塞无菌棉纱条，术毕包扎。手术顺利，术后安返病房，给予抗感染、补液、止痛等对症治疗。

术中诊断：①肛周脓肿。②炎症性肠病。③肛乳头肥大。④混合痔。⑤肛裂。⑥便血原因待查。

患者术后血压较低：73/40mmHg，且精神欠佳，急查血常规示：红细胞：2.20×10^{12}/L↓、血红蛋白：60g/L↓、红细胞压积：0.187↓、血小板：291×10^9/L；患者血压较低，红细胞、血红蛋白低于正常值，符合输血标准，与患者父母沟通后，给予输血对症治疗，纠正贫血。联系并转入儿科监护室继续治疗。

后经消化内科、胃肠外科、血液内科、儿科监护室、肛肠科等多学科会诊，确诊为克罗恩病所导致的脓肿（肛周及肠壁脓肿）。

【按】克罗恩病最初是在 1932 年报道的，病变可累计小肠及结肠，克罗恩病肛门及肛周受累较为常见，可出现增厚水肿的肛乳头、肛裂及肛周脓肿。克罗恩病对肠管的影响是阶段性的，可以是大范围的跳跃病变。克罗恩病最常见的表现是瘘的形成，瘘可以发生在任何临近的器官，如小肠与小肠、膀胱、阴道、子宫、输尿管或皮肤之间。病情迁延复杂，诊治困难，临床应提高警惕。

病例 64　肛周坏死性筋膜炎

乔某某，男，34 岁。主因"肛周肿痛 7 天"入院，7 天前，患者无明显诱因出现肛门肿痛，且疼痛程度逐渐加重，伴发热，最高达 39℃，曾就诊于当地诊所，给予"青霉素"输注，效果欠佳，不能控制病情，来我院就诊。患者平时大便规律，日行 1 次，成形，偶有大便带血，色鲜红，滴血，量少，有肛门下坠及大便不尽感。查体：骑伏位：左侧肛周红肿，范围约 20cm×20cm 大小，皮温高，触痛明显。指诊：未触及明显凹陷性结节，未触及其他明显异常肿物。辅助检查：肛周 B 超：臀部皮下异常回声（北陶中心卫生院）；空腹血糖：9.7mmol/L；血常规：白细胞：$28.49×10^9$/L；中性粒细胞：88.4%。

诊断：①肛周坏死性筋膜炎。②肛周脓肿。③ 2 型糖尿病。

诊治经过：住院后完善各项术前检查，在气管插管全麻下行肛周坏死性筋膜炎切开挂线引流术 + 肛周脓肿切开挂线引流术。麻醉成功后，常规消毒肛周肛管，铺无菌洞巾，先用电刀于左中位脓肿溃口处切开，扩大创面，引流出脓液约 160mL，皮下组织腐烂，气味恶臭，探查发现脓腔向左前、左后位发展，分别于左前、左后位肛周做一手术切口。继续探查发现脓腔向四周扩散，用电刀间断做引流切口至可探及脓腔底部边缘，并用橡胶引流条于切口间两两引流，肛门拉钩牵开，用隐窝钩探查发现正后位肛管齿线区有一加深隐窝通向正后位肛周脓腔，将其部切开，挂一橡胶引流条，修整创缘，使其引流通畅。共计手术切口 10 处，橡胶引流条 9 根，电刀止血，肛塞无菌棉纱条，术毕包扎，手术顺利。术中总入量：1000mL，总出量 320mL（尿量 300mL，失血量 20mL）。术后安返病房，给予支持治疗、生命体征监护、抗感染治疗。术后第 15 天，患者各项症状减轻，创面生长正常，大小便正常，出院。出院后按要求返院换药，于术后 40 天创面完全愈合。随访半年，未再复发。

【按】该患者体型肥胖且有糖尿病，肛周感染后未能及时切开引流，致使脓肿加重，转为肛周坏死性筋膜炎。提醒患者及有关医师，一旦发现有肛周脓肿，应及时请专业医师会诊，做出相应处理。另外，该患者病变范围较广，麻醉时不能再应用腰硬联合麻醉，故应用全麻进行手术。坏死性筋膜炎为患者自身免疫力下降并合并多种细菌感染造成，病情危重，变化迅速，病死率较高，一旦确诊应及时手术，彻底引流，控制感染，支持治疗，并治疗相应的基础疾病。

病例65　大汗腺炎

刘某，男，44岁。主因"肛周反复肿痛流脓半年，再发1天"入院，患者半年前，无明显诱因出现肛周肿胀疼痛，呈持续性疼痛，无发热，后自行破溃，此后反复肿痛流脓，平素大便较规律，1天排1次，有时不成形，无大便带血，无肛门内肿物脱出肛门外，无肛门下坠感，无排便不尽感。今日突然出现肛周肿痛，伴有发热，体温最高38.1℃，至我院就诊。经检查诊断为"大汗腺炎、复杂性肛瘘"，收住我科，准备行手术治疗。查体：骑伏位，左后位肛周距肛缘约3cm处可见一外口。右侧肛周肿硬，可见6个外口，挤压有脓液流出。指诊：左后位、正后位肛管齿线区触及明显凹陷性结节，肛门直肠环稍硬。

诊断：①大汗腺炎。②复杂性肛瘘。

诊疗经过：入院后完善相关术前检查，在腰硬联合麻醉下行复杂化脓性肛周大汗腺炎切开清创引流术＋复杂性肛瘘切除术。麻醉成功后，常规消毒肛周肛管，铺无菌洞巾，首先用探针从左后位瘘口处探入，电刀沿探针走行方向将皮肤及皮下组织逐层切开，然后自右后侧臀部瘘口处逐层切开，沿此切口寻窦道向右外侧、右前位逐层切开，刮匙充分搔刮腐烂的窦道组织。仔细探查潜藏细小窦道，沿窦道方向逐一切开，只保留窦道的基底部，在切除的过程中尽量保留皮桥，探查发现有清晰瘘管自正后位肛周脓腔通向正后位肛管齿线区。全层切开，瘘管向右后臀部延展，予以完整剥离瘘管壁组织，送病理，在右后位接近正常皮肤组织处做一手术切口，探查无通道。生理盐水清洗脓腔，电刀止血，术中出血约50mL，肛塞无菌棉纱条，术毕包扎。手术顺利，术后安返病房，给予抗感染、止痛等对症治疗。

术后第9天，今日患者病情一般情况可，大小便通畅，排便时肛门疼痛感明显减轻，换药见创面鲜活，少量黏性分泌物，引流通畅，清洁后无菌包扎，患者要求出院，经查看后，同意患者出院。嘱其：①有情况时随时返院检查。②坚持换药至创面愈合。③按时排便，保持大便通畅，便后注意清洗。术后换药至42天，创面彻底愈合。随访半年，未再复发。

【按】大汗腺感染后在皮内和皮下组织反复发作，广泛蔓延，形成范围较广的脓肿和瘘管，称为"化脓性汗腺炎"。本病的发生与大汗腺的活动一致，与激素水平有关，也与局部卫生及生活习惯有关。因该病范围广泛，瘘管复杂，分支分层较多，手术时应仔细探查，妥善处理。

病例 66　高位复杂性肛瘘

韩某某，男，29岁。主因"肛周反复肿痛流脓10天，加重2天"入院，患者10天前，无明显诱因出现肛周包块，肿胀疼痛，自行溃破后，肿痛症状缓解，之后该处皮肤反复溃破，溢出脓血后，溃破处皮肤可自行愈合，未予诊治，偶有大便带血，量少色鲜红，有肛门下坠感及排便不净感。近2天来，肛周溃口发作，肿痛难忍，久不愈合，今日至我院门诊就诊，经检查诊断为"复杂性肛瘘、肛周脓肿"，收住我科。查体：骑伏位，左前肛周距肛缘4cm处可见两个白色结节，局部肿胀，触痛明显，挤压有血水流出，并可触及一硬性条索通向肛门正后方向。指诊：正后肛管齿线区可触及一凹陷性结节，肛门直肠环变硬，未触及其他明显异常肿物。

诊断：①高位复杂性肛瘘。②肛周脓肿。

诊疗经过：入院后完善相关术前检查，在腰硬联合麻醉下行高位复杂性肛瘘切开挂线引流术+肛周脓肿切开引流术。麻醉成功后，常规消毒肛周肛管，铺无菌洞巾，肛门拉钩牵开，首先用隐窝钩自左前位肛周外口探入，并用电刀扩大创面，探查发现瘘管通向正后位肛管齿线区肛隐窝处，剥离部分瘘管并剔除其纤维化组织及坏死组织，电刀止血；然后用电刀于正后位做一手术切口，与左侧手术切口间挂一浮线，对口引流；探查发现正后位脓腔向直肠后壁深处延展，于正后位肠壁溃口处挂一紧线。修整创缘，使其引流通畅，用"7"号线缝扎出血点3处，电刀止血，术中出血约5mL，肛塞无菌棉纱条，术毕包扎。手术顺利，术后安返病房，给予抗感染、止痛等对症治疗。

术后第10天，患者各项症状减轻，创面生长正常，大小便正常，办理出院手续，出院后按要求返院换药，术后45天创面完全愈合。随访半年，未再复发。

【按】本例患者为典型的高位半马蹄铁型肛瘘，治疗时采取了挂线疗法，并且为实线与浮线同时应用，从正后位主病灶到左前位之间剔除瘘管壁组织，挂浮线引流，正后位主灶波及肛门直肠环部分的瘘管，则采取挂实线切割引流。本例患者的病情及诊治方法可作为教学应用。

病例 67　复杂性肛瘘

某患者，男，57岁。既往体健，主因"反复肛周破溃流脓半年"入院，未及时手术治疗，病情进一步发展，转化为高位复杂性肛瘘。患者平素大便成形，排出通畅，1日1行，无大便带血，无肛门下坠感，无排便不尽感。查体：骑伏位，6点位肛周距肛缘4cm、3cm处分别见一白色结节。直肠指检：6点位肛管齿线区可触及一凹陷性结节，未触及其他异常肿物。

诊断：高位复杂性肛瘘。

诊疗经过：入院后完善相关术前检查，在腰硬联合麻醉下行高位复杂性肛瘘切开挂线引流术。麻醉成功后，取俯卧位，常规消毒肛周、肛管，铺无菌洞巾，肛门拉钩牵开，首先用隐窝钩探查发现6点位肛管齿线区有一内口通向正前肛周瘘管2个外口，边钩边切开瘘管。继续探查发现直肠前方有一长约8cm的瘘管支管沿直肠纵轴向深部延伸，于此支管内放置引流管1根并固定，另外发现一瘘管支管环绕肛周1周，于9点位、

12 点位、3 点位肛周各做一切口，与正前肛管切口形成对口引流，并挂浮线，最后修整创缘，使其引流通畅，电刀止血，肛塞无菌纱条，术毕包扎。手术顺利，术后安返病房，给予抗感染、止痛等对症治疗。

【按】此例患者为高位复杂性肛瘘，内口位于左前肛管齿线区，早期曾来我科就诊，诊断为低位肛周脓肿，感染范围较小建议尽早手术，患者拒绝后回家行输液抗感染治疗，不久脓肿破溃，肿痛症状明显减轻。但半年来肛周反复溃破流脓，手术时发现感染范围环绕肛门近 1 周，左前肛周瘘管深度达 8cm，此系感染范围扩展所致，手术难度显著增大，治愈率明显降低，因此肛周脓肿、肛瘘一旦发生要尽早手术。

病例 68　复杂性肛瘘

某患者，男，39 岁。主因"反复肛周肿痛 2 个月，肛门内反复溃破流脓 1 个月"入院，诊断为复杂性肛瘘，拟行手术治疗。入院时测空腹血糖 7.4mmol/L。患者平素大便不成形，排出通畅，1 日 2 行，无大便带血，无肛门下坠感，无排便不尽感。查体：骑伏位，6 点位肛周紧邻肛缘可触及皮下包块，包块中央可见一溃破口。直肠指检：6 点位肛管齿线区可触及一凹陷性结节，未触及其他异常肿物。

诊疗经过：入院后完善相关术前检查，在腰硬联合麻醉下行高位复杂性肛瘘切开挂线引流术。麻醉成功后，取俯卧位，常规消毒肛周、肛管，铺无菌洞巾，肛门拉钩牵开，首先发现正前肛管齿线区有一加深隐窝，有黄白色脓液溢出，证实为内口。用电刀切开内口附近瘘管，食指探入发现瘘管经括约肌深部到达肛周瘘管外口处，切开瘘管外口，游离两切口见肛门括约肌，两切口间挂浮线 1 根，于左侧、右侧肛周各做一切口与正前肛周切口形成对口引流，三切口间挂浮线 2 根，最后修整创缘，使其引流通畅，电刀止血，肛塞无菌纱条，术毕包扎。手术顺利，术后安返病房，给予抗感染、止痛等对症治疗。

【按】此例肛瘘的内口发源于前位肛管齿线区肛隐窝附近，内口发出的瘘管穿过肛门括约肌深部到达肛门括约肌外侧，突破肛周皮肤形成瘘管外口。治疗的关键点，一是彻底清理内口附近的感染灶，二是处理好穿过深部肛门括约肌的瘘管。对于内口附近感染灶处理的技术要点，主要是完全切开和彻底止血，如果感染灶较深，多采用经肠壁挂实线的方法处理。穿过深部肛门括约肌的瘘管的处理相对复杂，此段瘘管较细，炎症反应频繁，多不会形成成熟瘘管，多采用挂线的方式处理，直接切开瘘管上方的括约肌会引起肛门失禁。另，如果外口部分的瘘管是成熟瘘管，应该尽量剔除，如果不是成熟瘘管切开即可。

病例 69　藏毛疾病

丁某某，男，17岁。主诉：肛周肿痛半年余。现病史：半年前，患者无明显诱因出现肛周有一包块，伴有压痛，该包块逐渐增大，且疼痛程度逐渐加重，无发热，后自行破溃，自行口服消炎药物，症状可见临时缓解，不久仍反复。患者平时大便规律，日行1次，成形，无大便带血，无肛门下坠及大便不尽感，患者自发病以来神志清，精神可，饮食可，睡眠可，小便通畅，体重无明显变化。查体：骑伏位：正后肛周距肛缘10cm处可见一红肿区，约5cm×3cm大小。指诊：未触及明显凹陷性结节。

手术经过：患者在腰硬联合麻醉下行藏毛窦切开引流术。麻醉成功后，常规消毒肛周肛管，铺无菌洞巾，肛门拉钩牵开，首先用隐窝钩探查，未发现肛管齿线区有明显加深隐窝通向脓腔，于正后脓腔做一切口，边钩边切开脓腔，引流出脓液约5mL，脓腔内可见多处毛发，用刮匙反复搔刮创面，最后修整创缘，使其引流通畅，电刀止血，术中出血约5mL，肛塞无菌棉纱条，术毕包扎。手术顺利，术后安返病房，给予抗感染、止痛等对症治疗。患者术后8天，病情好转出院。

【按】藏毛疾病是一种少见疾病，1883 年 Mayo 首先报道此病，Hodges 提出"藏毛"这个词。内藏毛发是其特征，可表现为骶尾部急性脓肿，穿破后形成慢性窦道或暂时愈合，终又穿破，如此反复发作。对藏毛疾病的发病机制有不同的看法，先天性学说认为藏毛疾病是先天性上皮的残留或先天性皮肤凹陷所致，藏毛囊里的毛发被解释为内陷的上皮存在毛囊的缘故。有一部分学者持与先天性学说相反的意见，他们认为藏毛疾病是因走路时臀部的扭动和摩擦，特别是多毛的男性，使臀中裂之间的毛发刺入附近的皮肤，形成短管道，而毛发仍然与其根部相连，短管道随即皮化，当毛发由原来的毛囊脱落后，被皮化短管道产生的引力吸入，因而提出第一阶段为刺入性窦道，第二阶段为吸入性窦道。毛发聚集于皮下脂肪内成为异物，一旦有细菌感染，即形成慢性感染或脓肿。

藏毛疾病多需手术治疗，我们认为手术方式的选择应根据囊肿与窦道的数量、分布及有无并发感染决定：①骶尾部藏毛疾病如发生感染，应先行抗感染治疗。如出现脓肿应切开引流，切口要够大，尽量将腔内的肉芽组织和毛发完全清除，争取治愈。如脓肿较小，感染病灶局限，也可完整切除病灶，伤口一期缝合。②切开、刮除方法适用于大多数病人。优点是手术简单，伤口小，保留正常组织多，治愈时间相对短。但有可能使病灶残留，手术不彻底，复发率增高。③对不伴感染的骶尾部藏毛疾病病人，如只有囊肿或单一窦道或病变范围小，可行一期切除缝合术。优点是愈合时间短，局部瘢痕组织少。缺点是由于坐和站立活动产生持续张力，缝合伤口有可能裂开。

病例 70　肛周坏死性筋膜炎

沙某某，男，56 岁。2022 年 2 月 22 日因"肛周肿胀疼痛 7 年，加重 5 天"第一次入院，诊断为：①肛周脓肿。②坏死性筋膜炎。③2 型糖尿病。专科检查：骑伏位：肛周平坦，肛管后侧可触及一肿物，约4cm×2cm大小，触痛明显。指诊：正后肛管齿线区触及凹陷性结节，肛门直肠环稍硬，进指6cm，未触及其他明显异常肿物。辅助检查：晨起空腹血糖：11.3mmol/L，白细胞：9.77×10^9/L，CRP：83.05 mg/L。目前诊断：①肛周脓肿。②坏死性筋膜炎。③2型糖尿病。向患者交代病情，单纯肛周脓肿，手术范围及损伤相对较小，费用少，若是坏死性筋膜炎，病情危重，手术范围及损伤相对较大，费用较高，预后时间长，患者及家属犹豫，拒绝手术，要求出院。

2022年2月25日肛门又出现肿胀疼痛，逐渐剧烈，排便时疼痛加重，再次入院。检查血糖：14.8mmol/L；白细胞：6.47×10^9/L；CRP：271.37 mg/L；降钙素原：1.00 mg/mL。查体：骑伏位：肛门正后及左侧红肿疼痛，有波动感，触痛明显，范围约15cm×20cm大小，红肿范围延伸至左侧大腿外侧及小腿后侧，触痛明显。指诊因痛未行。

目前诊断：①坏死性筋膜炎。②肛周脓肿。③2型糖尿病。

2022年2月25日在腰硬联合麻醉下行肛周脓肿切开引流术+坏死性筋膜炎切开引流术。麻醉成功后，常规消毒肛周肛管，铺无菌洞巾，肛门拉钩牵开，首先用电刀切开左侧肛周外括约肌外侧脓腔，引流出脓液约50mL，探查脓腔范围波及左右侧坐骨直肠间隙、骨盆直肠间隙。继续探查发现，脓腔经正后肛周外括约肌外侧窦道与正后位肛管齿线区加深隐窝相通，将其切开，于脓腔最深处置管4根，然后探查脓腔范围波及左下肢后侧皮下间隙，做切口若干，给予挂浮线处理，最后修整创缘，使其引流通畅，未发现明显出血点。电刀止血，术中出血约5mL，肛塞无菌棉纱条，术毕包扎。手术顺利，术后安返病房，给予抗感染、止痛等对症治疗。

2022年2月27日：白细胞：6×10^9/L，中性粒细胞：84.4%，CRP：241.25 mg/L，降钙素原：7.16 ng/mL，炎性指标高并伴有发热。联系临床药学科会诊，建议行病原学培养+药敏检查，可加用万古霉素1g（每12小时1次）联合哌拉西林他唑巴坦+甲硝唑治疗，总蛋白50.2 g/L，白蛋白33.0 g/L偏低，输注蛋白，加强营养支持。

定期换药清创处理，碘伏消毒后，铺无菌纱布，应用生理盐水、碘伏、双氧水反复冲洗创面至新鲜，吸引器吸出创腔内渗出物，外用银离子抗菌功能性敷料留置引流。

【按】坏死性筋膜炎发病隐匿，是一种进展迅速、高死亡率的重症感染。此病例较为典型，有明显的坏死性筋膜炎的特征性表现，如快速发展的炎症反应及继发的筋膜和周围组织坏死，皮肤红、肿、热、痛、硬；有明显的易感因素，患者血糖高，有糖尿病病史，且体型肥胖。

临床上坏死性筋膜炎治疗的关键是早期、准确诊断，及早手术。治疗措施包括补液、广谱抗生素应用和坏死筋膜炎的外科清创术，需多次探查和彻底清创，直至所有坏死组织被彻底清除。控制感染及围手术期综合支持治疗，及时纠正低蛋白血症和水电解质紊乱，加强肠内外营养支持是其主要治疗手段。

第四章

肛肠科常见疾病治法评述

肛肠常见疾病包括：痔、肛裂、肛瘘、肛周脓肿等。外科手术是治疗肛肠常见病的主要手段，每种疾病都有多种手术方式可供选择。肛门是人体排泄代谢废物的出口，其特殊的解剖结构和功能决定了肛肠病手术方式的特殊性。其特殊性为：①要注意对肛门控便功能的保护，减少组织损伤。②手术创面保持开放生长，不需要缝合，以避免发生感染。尚毅主任医师从医 30 余年，对肛肠常见疾病的手术方法进行了深入的研究，注重对肛门控便功能的保护及术后并发症的预防，能够根据患者的体质和所患疾病的轻重程度，选择合适的手术方法，现将尚毅主任对于肛肠常见病手术方法评述总结如下。

一、对于痔病手术方法的评述

痔病的治疗原则是：①无症状的痔无须治疗，痔体虽小但确有严重合并症时必须治疗。②根治痔病是一种错误的治疗理念，治疗目的不是消除痔体而是消除症状。对于没有症状的痔，即使体积很大也不一定是治疗指征。③只有非手术治疗无效时，才考虑手术治疗。现就有关混合痔的手术治疗方法做如下总结。

（一）传统术式

1. 外剥内扎术（Millian-morgan 术）

该术式对于单发或相互之间相对孤立的痔核治疗效果好。缺点是手术破坏了齿状线及部分肛垫组织，因此术后控便功能受到影响，容易出现大便不完全性失禁。

2. 改良外剥内扎术

（1）分段齿形结扎术

该术式的技术关键是要保证内痔基底部结扎点的连线呈锯齿形，从而使创面愈合后瘢痕挛缩不在同一水平面上，防止发生肛门狭窄，但对肛垫和肛管上皮的破坏并无明显减少。此术式主要用来治疗环形混合痔。

（2）外剥内扎加硬化剂注射术

对于截石位3、7、11点母痔区痔核应用外剥内扎术治疗，对非母痔区痔核采用硬化剂注射治疗，主要用于治疗环状混合痔。此术式较好地保护了肛垫组织及肛管上皮，避免了术后肛门功能失常。

（3）内注外切术

在肛管处于麻醉松弛的状态下，先在齿线上0.5cm处痔核黏膜下层进针，缓慢将药液（硬化剂）注入痔区，再以血管钳夹住外痔内侧近齿线处，用剪切除外痔体并分离至齿线，然后钳夹未注射药液之齿线基部，用"10"号丝线给予缝扎，切除外痔体，使术后肛缘创面呈放射状，开放生长。内痔区采用硬化剂注射治疗能有效使脱垂内痔核复位，能够很好地保护肛垫组织，但是应用此术式治疗脱出症状比较严重的痔，效果不佳。

此外，在临床实践过程中还有很多改良术式，均是以传统外剥内扎术为基础，均是为了最大限度地保留肛垫和肛管皮肤，保护肛门功能。

（二）微创术式

1. 吻合器痔上黏膜环切吻合术（PPH术）

该术式于1993年开始临床应用，1998年意大利学者Longo首先报道，在治疗Ⅲ、Ⅳ度脱垂痔方面取得了满意疗效，随后在国内外得到迅速而广泛的应用。该术式的原理是环形切除痔核上方的一段直肠黏膜环，使脱垂的痔组织上提，恢复其正常的解剖位置，保留对人体有益的肛垫组织及肛管上皮，使肛门的精细感觉得以保留。PPH术与传统痔手术相比具有术后疼痛轻、并发症少、恢复快等优点，但对其远期疗效及并发症，文献报道不一。

2. 多普勒引导下痔动脉结扎术

该术式利用多普勒探头，在齿线上方2～3cm探测到痔上方的动脉直接进行结扎，阻断痔的血液供应以达到缓解症状的目的。该术式具有损伤小、术后愈合快等优点，比较适合身体条件差、不适宜较大手术的患者。但是由于多普勒探测窗口面积的局限性，加上有限的缝合深度和广度使痔核的回纳复位困难，对痔核脱出患者治疗效果欠佳。

二、对于肛裂手术方法的评述

肛裂的治疗原则是解除"肛门疼痛→肛门内括约肌痉挛→肛门疼痛更剧烈"的恶性循环。目前最有效的治疗手段是手术。手术治疗的关键在于切断部分肛门内括约肌，解除内括约肌痉挛，改善局部血供，达到治愈肛裂的目的。

（一）后方内括约肌切断术

在肛门后正中线由齿线上方向下至肛缘外 0.5 ~ 1.0cm，纵向切开内括约肌下缘，适度向肛缘外延长切口，利于创面引流。此术式适用于不合并痔病的肛裂患者，术后极少出现肛门变形。

（二）侧方内括约肌切断术

在肛门侧方做 1 ~ 2cm 长的放射状切口，用弯血管钳沿括约肌间沟向上钝性分离到齿线，挑出部分肛门内括约肌，在直视下切断肛门内括约肌，切口开放。此术式适用于合并痔病的肛裂患者，在切除痔核的同时切断肛门内括约肌，避免再做新的切口。

（三）肛管扩张术

肛管扩张术可松弛肛门括约肌，改善血液供应，促进肛裂愈合。在麻醉下将肛门扩张器塞入肛管内进行扩肛，塞入肛门扩张器后需保持10～15分钟。可反复多次进行，适用于早期肛裂不合并肛管狭窄的患者，此术式有一定的治疗效果，但有一部分患者会复发。

（四）肛裂挂线术

通过所挂线的张力，使部分内括约肌逐渐自行勒断，解除内括约肌的痉挛，使裂口逐渐愈合，同时不必担心切断过多的括约肌使肛门变形和出现失禁等后遗症，但肛管内易形成线条状瘢痕，术后疼痛较明显。

三、对于肛瘘手术方法的评述

肛瘘的手术治疗要达到5个目的：①明确肛瘘的走向。②明确内口位置。③切开或切除瘘管。④尽可能避免复发。⑤尽量减少对肛门括约肌的损伤，避免肛门失禁。目前，手术疗法仍然是治疗肛瘘的主要方法。

（一）低位肛瘘

1. 挂线术

局部麻醉下，查明肛瘘内口，用探针将一条橡皮筋自外口引入瘘管，自内口引出，切开瘘管表面皮肤，用丝线扎紧胶皮筋，使胶皮筋嵌入皮肤切口，利用橡皮筋弹性勒紧瘘管，术后间断收紧胶皮圈，直至胶皮筋脱落，瘘管完全开放，伤口经过换药愈合。此术式操作简便，适用于瘘管单一的患者，如果有分支瘘管存在，分支瘘管如果没有及时切开或切除，会导致肛瘘复发。

2. 切开术

将内口到外口之间的瘘管完全切开，以达到根治的目的。此术式操作简便，如果有分支瘘管存在，也能得到妥善处理，治愈率较高，适用于低位肛瘘。

（二）高位肛瘘

高位肛瘘的手术方法可划分为括约肌切断与括约肌保留两类术式。

1. 切断括约肌术

高位肛瘘由于瘘管穿过的括约肌组织较多，如果直接切断括约肌势必会引起肛门失禁，因此挂线疗法作为切断括约肌术式的主流术式成为治疗高位肛瘘的重要手段，能最大限度地维持肛门功能。挂线疗法的4个主要作用，即慢性切割、异物刺激、引流作用和标志作用。慢性切割是指通过弹力收缩或紧线的方法使局部组织产生压迫性、缺血性坏死而缓慢分离；异物刺激是通过线或橡皮筋的刺激在局部产生炎性反应，引起纤维化而使括约肌断端和周围组织粘连固定；引流作用是挂线作为固定导线持续地保证创口的引流，促进感染控制；标志作用是通过挂线标明外口和内口，为分期处理提供准确的位置。挂线疗法的优点是可以在一定程度上避免肛门失禁的发生，缺点有愈合时间长、痛苦大及瘢痕明显等。

2. 保留括约肌术式

（1）瘘管切除术

1961年，Parks提出从感染肛隐窝上方0.5cm到肛门上皮，围绕内口，作一卵圆形切口，深达肛门内括约肌，彻底清除内括约肌下脓肿及感染的肛腺和肛腺导管，开放创面；再从外口周围圆形切开，沿管道向上剥离从括约肌间剔除瘘管，使呈口大底小的洞状开放创面，不切断肛门外括约肌，创面开放愈合。自Parks首创此法治疗肛瘘，已成为保留括约肌术式的基础。

（2）挂浮线术

即术中挂线，不紧线，仅起引流和标志作用，待创面新鲜组织充填后抽线。

（3）生物蛋白胶封堵术

目前此法多用于高位肛瘘的治疗。但学者们报道的手术成功率差别较大。总的来说，纤维蛋白胶治疗肛瘘的优点在于：①手术操作较简单。②不破坏肛门括约肌。其缺点在于：如果治疗失败，肛瘘会复发，并且瘘管会变得更复杂。

（4）肛瘘栓填塞术

美国学者应用猪小肠黏膜制作的生物修复肛瘘栓通过填塞的方法治疗高位肛瘘取得了治愈率80%的成功率，具有痛苦小、成功率高、复发率低等优点。在国内，王振军首次设计并使用脱细胞异体真皮基质，剪裁成肛瘘栓对30例患者进行填塞治疗，效果满意。愈合时间为7～14天，随访3～6个月，治愈率为70%。此方法具备微创、不损伤肛门括约肌、可重复使用等优点，但其具体机制及远期效果尚需进一步研究。

四、对肛周脓肿手术的评述

肛门直肠周围脓肿，简称肛周脓肿，是肛管直肠周围间隙发生急、慢性化脓性感染所致。手术治疗是该病的主要治疗手段。

（一）分期手术

肛周脓肿成熟期行切开引流术是其必然的治疗措施。传统的治疗方法是先行脓肿切开排脓术，待肛瘘形成后行二期手术。脓肿切开排脓术，虽术式简单，能解除患者的一时之痛，但术后脓肿复发和形成肛瘘的概率较高，故大多需再次手术做肛瘘切除或挂线治疗。至今仍有不少学者主张行分期手术，优点是复发率及并发症少，但疗程长，患者要经受 2 次手术的痛苦。

（二）括约肌切断术

括约肌切断术是一种一次性根治术。此术式是在切开排脓的同时，一并处理原发内口及感染的肛腺，并用直接切开或挂线的方法切断括约肌的手术方式。此术式因会破坏肛管直肠肌肉环，而有导致肛门失禁的可能，目前大多数的术者在低位肛周脓肿的手术治疗上多采用此术式。

（三）括约肌保留术式

保留括约肌术式对肛门括约肌损伤较小，因此能够保护肛门功能。与切断括约肌术式相比，此术式的治愈率相对较低。保留括约肌术式明确提出的概念是：用微创的手术方式解决患者的痛楚，保持肛周肌肉形态及功能的完整性。故这些手术方式引起越来越多的关注。

第五章

肛肠科常见疾病诊治心得

一、混合痔诊治心得

术前一定认真做肛门指诊、肛门镜检查，必要时行结肠镜检查，以排除占位性病变及炎症性肠病。混合痔的手术方式，应视病情而定。环形脱出混合痔，多选用 PPH 手术，效果较好。

PPH 手术注意事项：①做荷包缝合时针脚要有少量重合。②直肠前壁做荷包缝合时要注意针感，太浅容易钉合不牢，太深容易钉合太深，可能将女性的双层黏膜全部钉合，形成直肠阴道瘘；男性缝合太深，增加损伤前列腺的风险及增加术后排尿困难、尿道刺激征等并发症。③吻合口出血时，缝扎宜选用 2-0 可吸收线进行缝扎止血。④术后宜置入排气管，一是可助排气、缓解腹胀，二是肛管内出血多时可及时发现，三是可借助此管推入止血药物有效止血。⑤术后 7～10 天，吻合钉开始脱落，患者应避免剧烈活动及努力排便，术后半月可行第一次指检，检查吻合口情况。

关于传统外剥内扎术：如果结扎 3 枚以上的痔核，结扎点不宜在同一水平面上，外痔部分外缘一般在皱皮肌外缘，内缘可剥离至齿状线上 0.5cm，避开齿线区丰富的神经。外痔剥离可选择性进行处理，结扎线宜使用 "7" 号丝线或 "10" 号丝线，一般不使用 "4" 号丝线，结扎线宜紧，防止结扎后的组织复活，结扎后组织剪除时一定要保留足够的组织，防止线结滑脱，避免术后出血。对复杂严重的混合痔进行手术时，保留皮桥一般不能低于 0.5cm，结扎多点内痔时应随时观察肛管的狭窄程度，必要时松解部分肛门括约肌。

关于注射疗法：芍贝注射液可以注射原液，消痔灵注射液 1∶1 稀释后使用，肠腔宜暴露充分，消毒彻底。注射时药物应选择有明显出血倾向的痔核，注射后轻轻按压，可使药液渗入周边较小痔核，注射完毕，填塞去甲肾上腺素注射液纱条。术后可以常规服用地奥司明、迈之灵等药物预防术后水肿，中药坐浴可有效缓解术后疼痛、肿胀，促进创面愈合。

二、直肠黏膜脱垂诊治心得

直肠黏膜脱垂患者多有排便困难、肛门下坠、病情迁延等特点，一般应先给予3个月的系统保守治疗。保守治疗无效者可考虑手术治疗，并要强调手术治疗对于部分患者效果不明显。

手术方法一般采取PPH（经肛门直肠黏膜环切吻合术）手术为主，并适当结合直肠黏膜缝扎术、直肠黏膜套扎术。以排便困难为主诉且肛管狭窄者，宜松解肛门内括约肌；PPH术后吻合口以上黏膜仍松弛明显者，可进行黏膜套扎或纵行黏膜缝扎。

三、肛裂诊治心得

应该尽量于肛门正后位裂损部位切开肛门括约肌，偏左或偏右亦可。同时切除哨痔、皮下瘘、乳头增生等病变组织。彻底松解栉膜带（纤维变性、失去弹性的肌肉组织），之后边松解边行肛门指检，以麻醉状态下容纳3指为度。彻底止血，尤其是黏膜附近，用丝线结扎止血，丝线宜留足够长度，并在换药时注意丝线脱落情况。亦可用可吸收线进行结扎，减少刺激。适当修整创缘，便于引流；尽量使两侧对称，以利愈合。

术后不宜使患者大便稀溏，大便成形有利于形成较宽松的肛管内径。如果因为疼痛未行肛门指诊，且术前也未行肠镜检查者，术前一定告知患者肛门直肠内可能存在其他病变。对于手术治疗后形成的肛裂（肛门狭窄），或体形较胖肛管特别狭长者，一定注意在3指的基础上增加松解程度。

四、肛周脓肿诊治心得

术前需行肛门指诊，做相应影像学检查及必要的化验检查，做到心中有数。近期服用阿司匹林、利血平等药物的患者，不宜行一次性根治术治疗，可采取临时放脓处理，缓解症状及患者痛苦。直肠前壁及会阴部脓肿较深较严重时，术前应插尿管后再行手术，避免损伤尿道。女性患者肛门括约肌相对薄弱，前壁脓肿应多考虑挂线治疗。

术中探查应注意脓肿的形态、范围及脓液的性状、颜色，注意与坏死性筋膜炎、克罗恩脓肿、结核性脓肿相鉴别。必要时脓液细菌培养＋药敏培养。马蹄铁形脓肿一般于正后肛缘做垂直肛缘切口以清除主病灶，两侧可行弧形切口，以便彻底引流且不损伤过多肛门括约肌，也可行点状多切口引流，具体视情况而定。

术前或术中高度怀疑坏死性筋膜炎患者，需向患者仔细交代病情，有可能随病情进展，进行二次或多次手术。

克罗恩脓肿患者，由于病情迁延，或脓血过多，可造成患者低蛋白血症甚至影响生命体征，需转重症监护室进行术后治疗。结核性脓肿，需行规范抗结核治疗。

异物造成脓肿者，需彻底清创，有些患者可形成肛周与直肠的贯通伤，不必再切开括约肌引流，直接换药也可愈合（这为肛周脓肿保留肛门括约肌术式提供了有力证据）。

五、肛瘘诊治心得

术前需明确诊断，注意与骶尾部藏毛窦、骶前囊肿等疾病鉴别。瘘管较深、较复杂的患者，可进行核磁共振检查，以明确瘘管走行、深度以及与肛门括约肌之间的关系。括约肌外部的瘘管管腔较粗，纤维化较明显，坏死组织较少；穿括约肌的瘘管管腔较细，纤维化不明显，坏死组织较多。瘘管纤维化明显、走形相对简单的瘘管，多采取肛瘘切除术治疗；瘘管纤维化不明显、走形相对复杂的瘘管，多采取肛瘘切开术或挂线术治疗。肛瘘不能自愈，以手术为首选治疗方法，但极少数因全身疾病不能耐受手术或者瘘管极其复杂、难以治愈的患者，可选择带瘘生存。位于肛门前侧较深的瘘管，特别是女性患者，不要盲目切开瘘管，以免过度损失肛门括约肌导致肛门失禁，多行挂线处理。

高位马蹄铁型肛瘘的治疗要点：一是彻底清理内口附近的原发感染灶。二是处理好穿过深部肛门括约肌的瘘管，此段瘘管因管腔较细、炎症反应频繁，多不会形成成熟瘘管，宜采用挂线的方法处理。采用紧挂线还是松弛挂线需视实际情况而定，直接切开穿过深部肛门括约肌的瘘管会导致肛门失禁。肛周脓肿与肛瘘是同一种疾病的两个阶段，肛瘘处于急性期时，可按照肛周脓肿的处理原则处理。

六、肛肠科常见疾病诊疗现状

（一）对吻合器痔上黏膜环切术治疗痔病及并发症的认识

痔是肛肠科的常见病之一，其三大突出症状为便血、肿物脱出及肛缘皮肤突起。目前以外科手术治疗为主，包括传统痔切除术、痔非切除术及微创手术三大类别，而不同手术方式最终取得的预后效果也会有所不同。吻合器痔上黏膜环切术（procedure for prolapse and hemorrhoids，PPH）是微创性的手术方法之一，因患者遭受的痛苦少而受到了医师和患者的青睐，被广泛应用于临床。

1. PPH 理论基础

PPH 的理论基础是肛垫下移学说，即 Treitz 肌和 Park 韧带发生断裂或损伤，肛垫失去支持而下移形成痔。此术式可以上提病理性松弛的肛垫组织，使其复位，同时切断痔上动静脉的终末支，减少对痔区的血液供应，术后痔核逐渐萎缩。概括为：悬吊、断流、减积。

2. PPH 的优势

PPH 的优点是吻合口位于齿状线上方约 2cm 至 3cm 的区域内，既能上提肛垫，对重度环状混合痔起到很好的疗效，又能够较好保留肛管黏膜层、齿线和肛垫解剖结构，减少了精细控便障碍等并发症的发生。PPH 具有术后疼痛轻，恢复快的优点，患者的生活质量得到显著提高。但是人们也认识到 PPH 的一些缺点，尤其是并发症及复发率，需要临床在选择治疗方案时综合考虑该术式的利弊。

3. PPH 的并发症

（1）吻合口出血

为早期且最严重的术后并发症，发生率较高。而根据出血的来源和时间的不同，可划分为渗血和活动性出血、原发性和继发性出血，多与荷包缝合不当及手术操作粗暴有关。此外，其发生原因还可能与器械质量差、大便秘结、感染或吻合钉脱落有关。

（2）吻合口狭窄

虽其发生率较低，但较为棘手，需引起医患的重视。狭窄一旦发生，行二次手术可能性大，增加了患者的痛苦。因此，术后需积极正确引导患者，定期予以指诊检查，力争预防及避免狭窄的发生。

（3）直肠阴道瘘

此并发症自行愈合概率极低，故行手术修补术的可能性大。术前详细了解患者的病史、病情，并全面评估，制订个体化的治疗方案显得尤为重要，术后可通过抗生素的使用预防感染。

（4）吻合口瘘

此并发症是 PPH 术后较为罕见但后果严重的并发症，严重者可出现感染性休克，甚至死亡。多与手术操作不规范、吻合口继发感染等因素有关，需注意 PPH 术后应给予抗感染治疗。

（5）术后复发

虽然该术在术后疼痛减轻方面的优势受到医患的广泛认可，但肛垫的内部结构在术后已出现不可逆的破坏。若仅仅局限于对病理性肛垫的悬吊，易导致痔病的复发。与传统切除术比较，PPH 远期复发率较高，应严格把握适应证，慎重选择。

4.PPH 的注意事项

施术者需熟练掌握吻合器的技术操作要点；术后要积极抗感染治疗，注意观察患者病情变化情况，及时对症处理，减少并发症的发生；加强护理和人文关怀，有效预防意外或严重影响生活质量事件的发生；对患有心理障碍者，积极与患者沟通的同时进行心理疏导，必要时采用多学科诊疗模式。

（二）肛裂的诊疗现状

肛裂指的是肛管皮肤全层纵行裂开，形成小溃疡，在临床上比较常见，一般见于肛管皮肤的裂伤导致的溃疡。这种溃疡一般是纵行的溃疡，排便的时候容易引起剧痛。在临床上肛裂常由两种因素引起，一种是因为大便过于干硬，大便的粗度超过了肛管皮肤延展的上限，导致粪便通过肛管时，造成皮肤的撕裂。另外一种是见于长期腹泻或者大便不成形的患者，由于长期排稀便，经常需要忍便，肛门括约肌在反复锻炼之后，会导致括约肌的代偿性肥厚，它的力量超过肛管皮肤血供的上线之后，会造成缺血性的溃疡。它的典型症状是排便时，肛门一过性疼痛，便后疼痛加重，甚至持续时间很长，比较严重的会影响患者的休息和工作。

肛裂的治疗应以纠正便秘、止痛和促进溃疡愈合为目的。早期肛裂一般采用保守治疗即可治愈，而陈旧性肛裂必须采用手术治疗才能彻底治愈。

1. 药物治疗

（1）缓泻剂：包括胃肠舒、蓖麻油、麻仁丸等，用于避免便秘，是肛裂保守治疗的基本用药。但服用缓泻剂的时间不宜过长，同时需要通过饮食调理和定时排便来保持大便通畅。

（2）高锰酸钾：主要用于肛裂治疗中的坐浴法。

（3）红霉素软膏、马应龙痔疮膏：主要通过敷药法来治疗肛裂。

（4）利多卡因凝胶：主要用于肛裂患者的局部止痛。

2. 手术治疗

（1）肛门扩张术：肛门扩张术适用于没有前哨痔及其他并发症的Ⅰ期肛裂。本法简单易行，无严重并发症和痛苦，目前临床上广泛采用。但若扩肛不到位，达不到治疗目的，术后复发率高。

（2）肛裂挂线术：此术适用于伴有潜行性瘘道的肛裂患者。术后容易出现橡皮筋结扎不紧，长时间不脱导致肛周皮肤过敏，出现潮湿、瘙痒等并发症。

（3）肛裂切除术：此术适用于Ⅱ～Ⅳ的肛裂患者，能一次性根治，具有创面引流良好、复发率低等优点。

（4）纵切横缝术：此术适用于Ⅱ～Ⅳ的肛裂患者，特点是恢复快。

（5）括约肌切断术：此术以切断部分括约肌肌束来消除或减轻括约肌痉挛，从而达到治疗的目的，但容易合并感染等并发症。

（6）皮瓣移植术：此术操作复杂，恢复快，但不易成功，临床上应用不多，且术后容易出现感染或皮下脓肿等并发症。

3. 中医治疗

针灸疗法：通过对经络与腧穴的刺激，可以疏通经络、调理气血，从而达到止痛、止血和促进愈合的作用，常用穴有长强、白环俞、承山等，采用强刺激手法。

4. 其他治疗

（1）局部封闭法

长效止痛剂封闭法：是通过复方薄荷脑注射液或复方亚甲蓝制剂注射，一般注射1～2个疗程即可痊愈。

乙醇封闭法：是通过在肛裂处先后注射普鲁卡因和乙醇，解除疼痛和括约肌痉挛，达到治疗效果。

（2）肛管扩张器疗法：通过放置扩张器达到扩张肛管，预防括约肌痉挛，促进肛管愈合，达到治疗效果。

（3）烧灼法：以高热烧焦裂伤，使焦痂脱落并逐渐形成新鲜创面来治疗肛裂。

（三）肛周脓肿的诊疗现状

肛周脓肿又称"直肠肛管周围脓肿"，是直肠肛管组织内或其周围间隙内的感染并形成脓肿，脓肿破溃或切开引流后形成肛瘘。肛周脓肿最多见的部位是肛门周围，位于直肠深处的脓肿相对较为少见，治疗难度也较大。诊断明确后治疗方法较多，外科手术干预仍起主导作用，同时其他非手术治疗方法也发挥了不可替代的作用，治疗的关键在于对感染源的处理，注意肛门括约肌功能的保护，以及减少并发症。本节就肛周脓肿的治疗方法进行综述。

肛周脓肿是多发性肛周疾病，据报道，该病约占肛肠疾病的 30%，常规药物很难达到治愈效果，手术是目前治疗肛周脓肿的有效办法之一。但是手术治疗后创面较大，创口深，加之病位的特殊性，创面易受到污染，常常会延迟术后创面愈合。本病是临床常见疾病，可发生于任何年龄，如治疗不及时，易导致致死率较高的坏死性筋膜炎。

1. 手术治疗

（1）姑息性手术

脓肿成熟以后必须切开引流，肛周脓肿也不例外。传统的治疗方法是先行单纯脓肿切开引流术，形成肛瘘后再二期行肛瘘手术，肛瘘形成后第 2、第 3 个月再做肛瘘切除或挂线治疗。当脓肿情况不明或合并有全身性疾病时，先切开引流脓肿，控制感染，再行根治性手术，有利于增加手术成功率和保护肛门括约肌功能。单纯切开引流术作为传统术式，虽然术式相对简单，也利于清除脓液，缓解患者不适症状；但缺点是易导致术后较高的肛瘘形成率及疾病复发率，不仅增添患者身心伤痛，还增加经济负担，临床应用局限性较大。肛周脓肿是否采取姑息性手术应该在术中决定，发现明确的内口、管壁或导管应及时正确处理。

（2）根治手术

为防止感染加重形成多发脓肿和复杂性肛瘘，一旦脓液形成应尽早手术。一次性肛周脓肿根治术治疗肛周脓肿的效果确切，可减轻患者疼痛，降低术后复发率，对患者肛门功能的恢复也较为理想。虽然肛周脓肿单纯切开引流术手术时间少于一次性切开根治术，但是术后住院时间及康复时间均长于切开根治术。因为根治性手术一方面能切开排脓，另一方面又将原发内口及感染的肛腺得到正确处理，这样内口、脓腔均敞开，从而达到充分引流的目的。临床上一次性根治术在许多患者身上得到了应用，即低位肛周脓肿一次切开、高位脓肿切开挂线，以及在此基础上的一些改良术式。根治性手术处理一些高位、复杂的脓肿难免会对肛周肌肉造成损伤，容易发生肛门失禁、变形等；另外在脓肿急性炎症期处理可疑瘘管，使得术后发生肛门失禁的风险大大增加，因此保留括约肌术式变得尤为关键。

（3）保留括约肌术式

肛周脓肿的治疗成功应该全面考虑括约肌切断程度、功能损伤程度和治愈率等因素。特别对于老人、妇女更应该强调微创，否则小的损伤就可能导致严重的肛门功能障碍。肛门内括约肌主要维持肛门静息压，在肛门自控中起着重要作用，内括约肌损伤可致应激性排便失禁，损伤外括约肌则可影响肛门自主控便功能，从而引发不同程度的肛门失禁。保留括约肌术式其中保存括约肌挂线不仅将原发病灶清除，还减少了肛瘘及复发，使内口下移，明显降低了内口处的压力，减少了因高压进入瘘管的感染物质从而降低感染风险，使肛门自控肌层得到较完整的保留，最大限度地保护了肛门功能，使患者的生活质量显著提高。保留括约肌术式操作相对简单，在术后愈合过程中创面疼痛、切口愈合时间和术后肛门功能方面均优于传统手术，所以越来越引起关注。

（4）挂线治疗

切开挂线术治疗肛周脓肿是利用挂线的慢性"切开"和牢固而持久的对口引流作用，不怕感染及炎症扩散。在挂线紧缩的刺激下肛门括约肌与周围组织发生粘连，边勒开边修复，不会急剧离断括约肌，最后内口松开而脱线不容易导致假性愈合，将原发感染内口消除从而失去了形成肛瘘的基础。挂线起到了异物刺激、标记、切割、引流的作用。挂线治疗不仅能缩短创面愈合时间，还可降低术后并发症率和复发率。挂线时要注意松紧度，根据脓肿距肛门的距离决定，距肛门较远挂线宜紧，较近时宜松，太紧或太松都不能达到良好的效果。 一般情况下，挂线不会造成肛管直肠环的离断损伤，因此不会导致肛门失禁。但临床上，仍有一些挂线患者发生肛门失禁，甚至可致完全性肛门失禁，给患者的生活质量带来了严重影响。 肛肠手术应该避免发生完全性的肛门失禁，所以应尽量减少损伤肛管直肠环的因素，如挂线过早切割、过早紧线、挂线过高、损伤过多肛门组织等。将低位脓肿切开、高位用橡皮筋虚挂线，不必紧线，肛管直肠环不用被勒断，通过引流的方式将脓液排除，从而达到治愈高位肛周脓肿的效果。实挂线法即切割挂线法，利用橡皮筋的慢性切割作用，优点是避免了括约肌的完全离断和肛门失禁，但是术后挂线处于高度紧张状态，剧烈刺激肛周，后期紧线增加了患者的痛苦，导致愈合时间延长及术后明显的瘢痕，在一定程度上影响了患者的肛门功能，甚至出现一些后遗症，如肛门湿润、稀便不能控制等。实挂法较适合低位脓肿及脓腔壁较厚、内口位置较低的脓肿。虚挂线法又称为引流挂线法、浮挂法，主要用于引流和标记，能减轻患者紧线的痛苦，充分保护患者的肛门功能，避免传统挂线法的并发症如肛门漏气、漏液，但术后恢复时间长，容易形成无效腔和导致复发。虚挂法较适合脓液较多、脓肿范围较大的高位肛周脓肿。虽然挂线疗法临床上被广泛应用，但应根据患者的情况术中决定是否挂线，虚挂或者实挂。

（5）脓肿引流

引流技术作为外科的最基本方法之一，能够很好地辅助手术，使之更趋完美。随着负压封闭引流技术（vacuum sealing drainage，VSD）等负压引流装置的出现，将引流的概念从被动引流转变为主动引流，使得引流技术更趋成熟。VSD自20世纪90年代从德国引进，具有操作简单、无不良反应的优点，逐渐被大量患者接受，术后不需每日换药，体位也没有限制，可适度自由活动。

2.非手术治疗

非手术治疗包括抗生素治疗、温水坐浴及局部理疗等方法，以抗生素治疗最常见。临床常见的抗菌药物中，第三代头孢、哌拉西林、他唑巴坦和阿米卡星均可作为肛周脓肿治疗的一线药物，临床应用时应根据细菌培养药敏结果选择针对性抗菌药物治疗，从而改善预后、提高疗效。肛周脓肿患者不能盲目使用抗生素，更加不能代替引流术。用复方荆芥熏洗剂等中成药排便后或换药前温水坐浴，能够减轻疼痛并防止感染。术后对肛周脓肿患者行高频热疗及相应的护理，有助于改善患者的疼痛，有效抑制细菌繁殖，加快局部组织的新陈代谢，使患者得到更好的愈合效果。

肛周脓肿临床上治疗方式针对不同患者而有所差异，手术仍是其治愈的主要方法，临床上主要在手术治疗方式上存在着较大争议，要根据患者的情况选择适合的手术方式。同时抗生素治疗也发挥了重要辅助作用，相信随着影像学及外科技术的不断发展进步，肛周脓肿的治疗会更加科学化及规范化，肛周脓肿的无痛微创治疗仍将是今后关注和研究的方向之一。

（四）肛瘘的诊疗现状

肛瘘是由于肛管直肠周围间隙感染、损伤等因素造成的直肠或肛管与肛门周围皮肤相通所形成的病理通道，亦称肛管直肠瘘。临床以局部反复流脓、疼痛、瘙痒为主要症状，并可触及或探及瘘管通向肛门或直肠，一经发现，则必须进行手术治疗，若长期不治疗可能会发生肛周肛管癌性病变。临床上针对肛瘘的手术方法多达上百种，虽然大多数病例可以通过各种手术方式治愈，但术后愈合时间、肛门失禁及高复发率等情况仍有待改善，因此肛瘘的管理仍然具有挑战性。

1. 中医对肛瘘的诊断和治疗现状

中医学对"瘘"病最早的记载见于《山海经·中山经》："食者不痈，可以为瘘。"根据脓血污水、淋沥而下，似破顶之屋，雨水时漏等特点，古代医家将其称之为"漏（瘘）"或者"痔瘘"。本病的主要病因病机为：余毒未尽，疮口不敛，久则成漏；因湿热下注，流注肛门，久则穿肠透穴为漏。

中医学对肛瘘的治疗已经有数千年的历史，并形成了较为完善的理论体系和独特的治疗技术。不同时期有不同的医家，从不同角度论述了肛瘘的病因，并阐述了治疗方法，主要有"消、托、补"三法，具体又可分为内治法和外治法。口服中草药以达到消除炎症、溃口愈合等疗效的内治法，众多医家均有论述，如《丹溪心法》载："瘘者，先须服补药生气血，用参、术、芪、归为主，大剂服之。"中医外治法分为外用药物治疗和外科手术治疗，外用药物治疗主要有中药冲洗法、中药敷药法、中药熏洗法等；外科手术治疗有脱管法、挂线法和切开等方法。明代首创的"挂线疗法"沿用至今，仍是肛瘘手术的常用术式。"高位挂线、低位切开"原则体现了肛瘘的辨证论治思维，而针刀切开法、药捻脱管法与挂线疗法基本构建了肛瘘的辨证论治体系。

2. 现代医学对肛瘘的认识和治疗现状

肛瘘多由肛腺感染引起，由内口、瘘管、外口三部分组成。术中遗漏瘘管是其高复发率的原因之一，最终可致单纯性肛瘘进展成难治性肛瘘，形成多发瘘管、内口和外口。肛瘘和肛门直肠周围脓肿为肛周间隙化脓性感染的两个病理阶段，急性期为肛门直肠周围脓肿，慢性期为肛瘘。

依据肛门视诊及指诊、肛门镜检查、探针检查及瘘管染色等传统手段，肛瘘的诊断并不难。MRI是检查高位复杂性肛瘘的首选成像方式，核磁增强检查能够更好地、多平面地显示瘘管与括约肌的关系。可为诊断和手术治疗提供重要的影像证据，可以清晰地显示瘘管与肛门周围肌肉、肛周间隙、肛管周围组织结构的关系及这些解剖结构的表现，能更为准确、直观、全面地显示瘘管的走行。

挂线疗法对高位肛瘘的治疗效果确切，是目前治疗高位肛瘘的主要方法之一。对于简单且最远端的瘘管，常规手术选择打开瘘管道或许相对安全，因此在临床实践中被广泛接受。直肠推进瓣修补术可用于治疗肛瘘，该术式治疗肛瘘的治愈率为66%~87%，复发的患者行此手术仍可能被治愈。有研究显示，内口切闭联合瘘道潜行刨削术治疗肛瘘疗效显著，减轻了患者痛苦，保护了患者的肛门功能，并且可以缩短疗程。采用括约肌外侧切开肛瘘栓填塞治疗括约肌上型肛瘘，对肛门括约肌和肛门外形无损伤。大约有 1/3 的克罗恩病患者会出现肛瘘，临床上通常通过多模式方法进行治疗。

　　肛门内、外有 3 个或以上的开口，或有 2 条以上管道的肛瘘称为复杂性肛瘘，其治疗一直是肛肠科医师面临的难点之一。由于其侵犯括约肌范围广，术后易出现肛门失禁，而传统手术会出现不同程度的肛门括约肌损伤，失禁发生率高，还会因切开引流创面大，而致疼痛剧烈、恢复慢，患者生活质量明显下降。目前肛瘘治疗的临床共识是保护肛门功能，清除感染瘘管、处理内口，而清除瘘管，处理内口也就是中医学中的"拔根塞源"，拔根塞源法结合微创技术治疗高位复杂性肛瘘，能够保护肛门功能，减少愈合时间。生物材料的使用、视频辅助肛瘘治疗技术、激光融合技术的运用及自体注射等新技术实现了对传统技术的改良并展示出其优势性。视频辅助性肛瘘治疗是一种安全、微创的技术，该技术的主要特点是瘘管道和内部开口的直接可视化，用于治疗复杂性肛瘘，保留肛门括约肌功能，其报道的成功率为 66.7%~ 87.5%。纤维蛋白胶注射治疗复杂性肛瘘是一种可以选择的治疗方法，但其不良结果可能是因为其液体稠度形成胶凝块而无法较好地密封管道，导致成功率低而不作为一线治疗方案。随着干细胞移植和组织工程技术的发展，脂肪干细胞移植在复杂性肛瘘中的治疗报道逐渐增多，其机制主要是通过分泌各种生长因子和细胞因子，调节机体免疫系统，抑制局部和全身炎性反应，促进局部血管生成，激活成纤维细胞等。由于干细胞具有抗炎和免疫调节能力，基于干细胞的疗法可能会对克罗恩瘘的治疗产生革命性的影响。

3. 小结

　　肛瘘一直是肛肠科治疗中的难点和热点，尤其是复杂性肛瘘，如何根治肛瘘与保护肛门功能之间的矛盾仍是目前高位复杂性肛瘘手术中比较棘手的问题之一。传统手术方式难以有效降低复发率的同时减少对肛门功能的损害。随着微创外科的发展，各种生物材料的使用、视频辅助肛瘘治疗技术、激光融合技术的运用及自体注射等，在很大程度上提高了肛瘘尤其是复杂性肛瘘的治愈率，改善了术后肛门的功能，但其高昂的费用同时也限制了其广泛的应用。如何选择合适的治疗方式、提高患者的生活质量，是肛肠科医师一直以来不懈追求的目标。随着社会经济的发展，人们生活水平的提高，肛瘘手术成功的关键不再只是肛瘘本身的治愈，更关键的是术后肛门形态和肛门功能的保护。相信随着微创治疗和个体化治疗的不断实践，传统与新技术相结合的不断发展，中西医结合的理念与实践的不断探索，肛瘘患者的治疗将会有更多的选择并取得更好的疗效。

（五）肛周坏死性筋膜炎的诊疗现状

肛周坏死性筋膜炎（perianal necrotizing fasciitis，PNF）是一种由多种病原菌协同作用的感染性疾病，沿肛周和会阴区的筋膜及相邻软组织扩散，从而导致组织感染坏死。该病发病率低，但起病急，发展快，死亡率高达 21%。PNF 发病男性明显多于女性，男性约占 84%，患者平均年龄大约为 51.8 岁。发病率为（1.6～3.3）/100000。肛周、会阴、阴囊以及阴茎是 PNF 的好发部位，称为肛周坏死性筋膜炎。PNF 是临床上一种严重的软组织感染的共生性坏疽，因由法国人 Jean Alfred Fournier 于 1883 年报道，亦称为 Fournier 坏疽。糖尿病、肛周或会阴部脓肿、外伤挤压软组织损伤、手术、免疫系统性疾病（如 HIV、系统性红斑狼疮等）、慢性肝炎、细胞毒性药物的使用都是其诱因。

1. 中医对肛周坏死性筋膜炎的诊断和治疗现状

中医看来，肛周坏死性筋膜炎属于"肛疽"范畴，发病多以内外合邪共侵人体，且多发于夏季。内因多为过食肥甘厚腻，饮食不节导致脾胃功能受损，脾失运化，痰湿内生蕴而化热；外因为邪毒或金器所伤，热结致瘀、凝阻筋脉，血败肉腐；夏，五行属火，助邪热内侵，加之素体羸弱，正气不足，热毒之邪传变迅速，耗伤津液，阴液亦伤，发生坏证瘀伤脏腑。正如《灵枢经·痈疽》之"热盛则腐肉，肉腐则为脓，脓不泻则烂筋，筋烂则伤骨，骨伤则髓消"。《灵枢·痈疽篇》说："疽者，上之皮夭以坚，上状如牛领之皮。"后继的《医宗金鉴》（外科心法要诀）说："疽由筋骨阴分发，肉脉阳分发曰痈。痈起皮里肉之外，疮发皮肤疖通名。阳盛焮肿赤痛易，阴盛色暗陷不痛。"定义了肛周化脓的组织于筋与骨间的为疽证。

本病大致可分为两种证型：一是热毒炽盛证：高热、寒战，会阴、肛周及阴囊处皮肤肿胀、色黑、破溃、腐烂、臭秽、知觉麻木、捻发音，舌质红，苔黄腻或无苔，脉数。治法：清热凉血，托里解毒。方药：犀角地黄汤合透脓散加减。二是气血两虚证：局部渗液量多，疲乏、面色苍白，动则无力，舌质淡，苔白，脉沉细。治法：益气养血，生肌收口。方药：补中益气汤合四物汤加减。有的医家为了适应变化复杂的病情，将其细分为更多证型，以便临床灵活用方及加减用药。

2. 现代医学对肛周坏死性筋膜炎的认识和治疗现状

现代医学病因研究根据致病菌的不同主要分为三型，Ⅰ型感染约占感染总数的 80%，这一类感染因多菌群引起，由好氧细菌和厌氧菌混合而成；Ⅱ型感染由革兰氏阳性菌（包括 A 组链球菌和金黄色葡萄球菌）引起；Ⅲ型感染由弧菌等革兰氏阴性菌引起。经临床病例研究，以厌氧菌或好氧菌的混合感染最为常见。

临床症状肛周坏死性筋膜炎早期病情隐匿，发作期病情危急且发展迅速，每小时以 2～3cm 的速度沿筋膜层蔓延。患者往往早期临床症状不明显，当出现以下情况时应高度怀疑：①与体征不相符的疼痛。②高张力性肿胀（硬性肿胀），触诊时皮下组织坚硬，呈木质感。③肿胀边缘超过红斑。④皮损呈淡紫色改变。⑤皮肤感觉迟钝或缺失（多由于肿胀的压迫或皮肤神经纤维的损害）。发作期症状表现为肛周及会阴部的肿胀、疼痛。同时患者伴有寒战高热，患处皮肤表面光滑、发亮，可见张力性水泡，大部分患者可见皮下捻发音。随病情的加重，皮肤颜色逐渐变暗，出现表皮和皮下组织的坏死，还会有患处臭秽，局部血性水疱及血性浆液性渗出，局部组织坏死等症状。

诊断后，及时行彻底清创引流术是十分必要的，可减少毒素进一步吸收入血，延长脓毒血症进程。据现有研究表明，就诊后 6 小时内行清创手术，可明显降低患者死亡率，最迟不超过 12 小时。同时，应严格把握手术时间，当清创时间为 78 分钟时死亡率为 4%；手术时间延长到 81 分钟时，死亡率达 11.4%；再次延长至 102 分钟时，死亡率高达 60%。标本的采集应在手术开始之前，以防将组织内部打开暴露在空气中后，造成菌群生长环境改变，使菌群发生变化。术后积极的液体复苏以及经验性联用广谱抗生素进行抗感染治疗，根据药敏结果进行调整，感染控制后予以降阶梯或者停用，避免发生菌群异位、紊乱，或引起二重感染以及真菌感染。术后病情稳定前，须密切关注患者生命体征的变化，反复进行评估，予以必要的营养支持治疗。

据目前研究表明，术后抗炎治疗在融入现代技术后呈现出多途径、效果明显的局势。封闭负压引流（VSD）技术于 1993 年由德国 ULM 大学 Fhischman 博士首创，并于 1994 年由裘华德教授引进至中国。孙向东等认为，VSD 技术应用在坏死性筋膜炎术后，使创面形成负压体系，可使坏死组织液物及细菌等加速排除，缓解传统方式冲洗不到位的情况，以免细菌长期滋生，延长炎症反应时间；同时配合冲洗治疗，形成不利于细菌生长的环境，帮助免疫细胞发挥吞噬作用，提高机体免疫。负压环境还可以加速微循环，促进微血管扩张，减轻创口水肿同时还可保障创面的血氧供应，提高成纤维细胞及血管内各种生长因子生成，加快肉芽组织生长，最终缩短了创口愈合时间。术后恢复中应用 VSD 技术，不仅可以缩短炎症反应时间还可加速恢复，同时还能减少伤口换药给病人带来的痛苦，体现医疗行为的人性化及减轻医务人员自身的工作负担。

（六）小 结

肛周坏死性筋膜炎为坏死性软组织感染（NSTI）中的一种。当怀疑为此病时，应即刻进行手术以探查明确诊断；如仍有疑问（特别是高危患者，如糖尿病或免疫缺陷），应基于组织外观和患者全身状况进行清创到必要的范围。一般建议首次清创在初诊医院进行，而非延迟清创，转诊病人，本病只要有适当经验的外科医生，手术即可进行，延误手术与更糟结果及更高死亡率有关。进行初始清创后可将病人转入烧伤科或ICU,这些多学科相辅的科室,擅长处理紧急情况及处理此类复杂伤口。有利于提高病人生存率及治愈率。

PNF是临床上少见的难治性疾病,具有发病急、感染重等特点,一旦确诊,应及时采取TIME原则处理。伤口床准备与VSD联合管理能在创面的不同阶段提供系统、合理、高效的创面管理。此外,创面的处理需要依靠专业的伤口护理团队,做好患者全身状态评估及局部评估,使得创面管理更科学、规范。目前医护人员在创面处理、敷料选择、VSD使用、外科修复后观察等方面缺乏系统的指导,同时也缺乏患者后续的康复训练方案选择,因此应加强学习,不断提高专业知识水平,为患者提供更优质的护理。

综上所述,中西医结合治疗肛周坏死性筋膜炎可改善炎症情况,加速创面愈合,缩短住院周期。